【中医五脏养生经丛书】

主编 张 艳 卢秉久

不会老

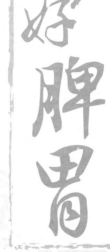

养好脾胃

卢秉久
于睿
王辉 编著

中国中医药出版社
·北京·

U0335448

图书在版编目（CIP）数据

养好脾胃不会老 / 卢秉久，于睿，王辉编著 .—北京：中国中医药出版社，2017.5（2018.1重印）

（中医五脏养生经丛书）

ISBN 978 - 7 - 5132 - 3884 - 7

Ⅰ .①养⋯　Ⅱ .①卢⋯　②于⋯　③王⋯　Ⅲ .①健脾—养生（中医）②益胃—养生（中医）　Ⅳ .① R256.3

中国版本图书馆 CIP 数据核字（2016）第 309043 号

中国中医药出版社出版

北京市朝阳区北三环东路 28 号易亨大厦 16 层

邮政编码　100013

传真　010 64405750

廊坊市晶艺印务有限公司印刷

各地新华书店经销

开本 710×1000　1/16　印张 12　字数 166 千字

2017 年 5 月第 1 版　2018 年 1 月第 2 次印刷

书号　ISBN 978 - 7 - 5132 - 3884 - 7

定价　39.80 元

网址　www.cptcm.com

社长热线　010 64405720

购书热线　010 64065415　010 64065413

微信服务号　zgzyycbs

书店网址　csln.net/qksd/

官方微博　http：//e.weibo.com/cptcm

淘宝天猫网址　http：//zgzyycbs.tmall.com

前言

　　身为一名医生，当自己患者的病情发展到已经无法医治的地步时，那种痛心疾首的感觉别人不会感同身受。每当这个时候，就会想到为何不在疾病未起或者初起的时候就在生活的细节中有所注意，从而抑制疾病的进一步发展！

　　现在人们往往不在乎身体健康，追逐权力和金钱不惜以身体健康作为代价。年轻人啊！看看那些晚年要在医院里度过的老人，是否要重新审视自己的健康观呢？其实，真正的养生没有那么复杂和烦琐，它可能简单到只是一种崇高的生活态度，这种态度会指引人们更加热爱生活、珍惜生命！

　　我们作为中医大夫，养生的思想根深蒂固，也会经常接受电台、报社的采访，向大众普及一些养生防病的知识，总想将这些点点滴滴的养生知识汇总并进行归类，想来想去还是觉得按照五脏进行分类能体现中医的特色。所以，就萌生了编写此套丛书的想法。

　　愿此套丛书可以很好地服务于大众，让更多的人愿意养生、喜欢养生、迷上养生、热爱养生、懂得养生、正确养生，成为一个健康长寿、生活质量高的人！

张　艳　卢秉久

2017 年 1 月

编写说明

　　根据中医理论，五脏中脾胃属土，在运化水谷、统摄血液等方面发挥着重要作用。

　　中医学的脾胃相当于西医学的消化系统和免疫系统等。整个消化系统负责饮食物的消化、吸收和排泄。现代社会，由于不健康的饮食习惯等原因，导致越来越多的人不同程度地受到脾胃病的困扰。众所周知，中医在治疗脾胃病方面非常拿手，在脾胃的保养方面更是深谙其道。随着时代的变迁，脾胃的保养也被赋予了不同的含义，不再是以补充营养为第一要义。所以，脾胃到底该如何进行保养就成了大家关心的话题。

　　本书将从多个角度向您诠释如何才能拥有健康的脾胃，帮您养好脾胃，长命百岁。

编　者

2017 年 1 月

第六章　精神养脾法 / 131

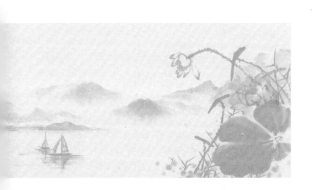

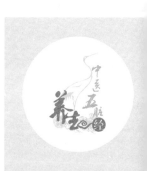

第一章

养好脾胃不会老，中医和您谈脾

一、明明白白你的脾

——中医的"脾"和现代医学的"脾"

中医的"脾"和西医的"脾"是两个完全不同的概念。总的来说，西医的"脾"是一个解剖学概念，而中医的"脾"指的并不是某一个具体的器官，而是一个功能概念。

从解剖上来讲，西医的"脾"位于左季肋区，呈暗红色，质地软而脆。其长10~12厘米，宽6~8厘米，厚3~4厘米，呈扁椭圆形。

中医的"脾"文献对其解剖位置有不同的论述。《医贯·形景图说》载："胃……其左有脾，与胃同膜而附其上。"

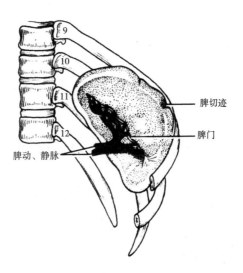

关于脾的颜色形态，中医有多种描述。《医贯》描述为"其色如马肝赤紫，其形如刀镰"；《医纲总枢》描述为"形如犬舌，状如鸡冠"；《医学入门》中言其"扁似马蹄"。由此可见，从脾的位置、形态看，藏象学说中的"脾"相当于现代解剖学中的脾和胰。

从功能上来讲，西医的"脾"为人体内最大的淋巴器官，有造血、储

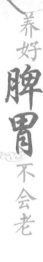

血、滤血、净血和免疫等作用，与消化系统的关系并不大。

而中医的"脾"为五脏之一，是人体对饮食物进行消化、吸收并输布其精微的重要脏器。其主要生理功能是主运化和升清、主生血和统血。

作为五脏之一的脾，不仅包含了西医学脾的功能，还包含了胰腺、胃和大、小肠的功能，主运化水谷、升清降浊，所以与消化系统疾病密切相关。

脾在五行中属太阴湿土，为阴中之至阴。脾的生理特点为喜燥恶湿。中医认为，脾在体合肌肉而主四肢，在孔窍合于口，其精华体现在唇，在情志方面体现为思，在液体为涎。这里的涎主要指的是口腔中比较清稀、富含大量酶类、有助消化食物的唾液。足太阴脾经与足阳明胃经相互络属、互为表里。脾与长夏之气相通，旺于四个季节。

所以，在谈到中医健脾养生的概念时，您千万不要把中医的"脾"与西医的"脾"相混淆。弄清了什么是中医的"脾"，我们才能顺应脾的生理功能健脾、运脾，疗病养生。

二、脾胃相关的经络
——自下而上，支撑生命的"能量线"

足太阴脾经和足阳明胃经是十二经中非常重要的两条经脉，具有脏腑表里关系。两经一表一里，一脏一腑，在外循行于体表，在内联络脾胃，联系众多的脏腑器官，使多个脏腑之间相互配合，共同生成并输布气血、调节气机升降，来调控整个机体的正常运行。就好像表面看似一盘散沙的棋子，实际上每个棋子之间都有着非常密切的内在联系而使得整盘棋子都是活的。就好像一片大海、一汪泉水的源头一样。因此，脾胃常被称为"水谷之海""气血生化之源"。

⚫ 足太阴脾经

足太阴脾经在外行于身之前部，在内属脾络胃，与足阳明胃经互为表里。

足太阴脾经循行部位起于足大趾内侧端，自下而上，进入腹部，属脾，络胃，向上穿过膈肌，沿食道两旁，止于舌下。本经脉分支从胃别出，上行通过膈肌，注入心中，交于手少阴心经。脾经的腧穴主要治疗脾胃病、妇科病、前阴病以及与脾有关的肺、心、咽喉、舌等经脉循行部位的疾病。脾经中诸多重要的穴位，如太白、公孙、三阴交、阴陵泉、血海等都是治疗疾病、养生保健的要穴。

经络学说在临床中一个重要的应用就是能够说明病理变化，但这一理论经常被人们忽视。经络是人体通内达外的一个联络系统，当人体某处生理功能失调时，病邪会通过经络传注，在体表表现出某些疾病的症状，如在经络循行通路上出现压痛、结节、条索，或相应部位出现皮肤色泽、形态等改变。若出现这些情况，应引起您的高度重视。

脾与胃通过足太阴脾经和足阳明胃经的内在联系而完成运化作用。脾经贯胃属脾，因此能吸收胃中腐熟之水谷精微，并将精微物质输送到三阴经；而足阳明胃经与足太阴脾经互为表里、相互沟通，所以精微由脾吸收以后，再通过阳明经而输入三阳经，从而使五脏六腑、四肢百骸、筋肉皮毛等各个部分得以充养。若脾经出现问题，其循行所经

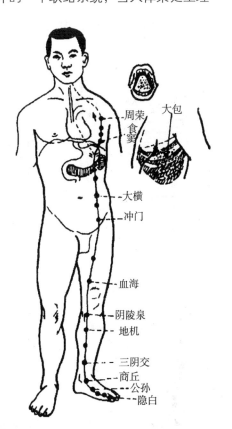

周荣
食窦
大包
大横
冲门
血海
阴陵泉
地机
三阴交
商丘
公孙
隐白

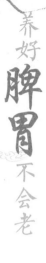

过的部位就会出现相应的症状，如腹胀、便溏、胃脘痛、嗳气、身重无力、舌根强痛、下肢内侧肿胀、厥冷、足大趾运动障碍等。

◉ 足阳明胃经

足阳明胃经起于迎香，上行至山根。山根就是鼻根部，此部位对观察小儿脾胃病较有用。若小儿的山根色青，提示小儿食积肠胃，易发腹泻或腹痛。

胃经接着沿鼻外侧（承泣）下行，入上齿，环绕口唇，交会承浆。我们在临床治疗中，经常会遇到一些青年人，嘴唇周围会长很多小痤疮，这就与胃内火气大，此处的经气不畅有关。

胃经接下来分为两支，分支上行循颊车，上耳前，循发际，至额颅。看图就可以知道中医对发生在这个区域的疼痛，要通过调理胃气来治疗的原因。主干线从颈下胸，内行入缺盆，属胃络脾。支行部分循行于胸腹，抵腹股沟处。从胃经的腹部循行可以看得出来，养脾胃一定要保护好腹部。

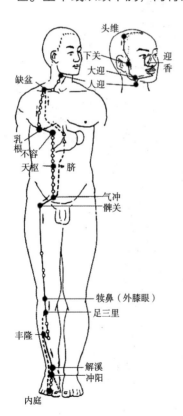

胃经接着由腹部下循下肢外侧前缘，止于第二趾外侧端；分支从膝下3寸和足背分出，分别到中趾和足大趾。

胃经是人体很重要的一条经脉，之所以称为胃经，是因它主要支配脾胃的功能，主管人体气血化生。除此之外，胃经也影响着自己循行经过的很多部位，包括头面部、胸部、腹部、腿部以及脚部。如果一个人胃疼，当然是胃经的问题，但是膝盖疼也可能是胃经的问题，脚疼也可能是胃经的问题，还有些年轻人脸上长青春痘，从胃经方面治疗也能收到很好的效果。

俗话说，"十人九胃""胃靠三分治，七分养"。可见，注重胃的保养是治疗胃病的关键之一。而中医养胃又讲究"细水长流"，要慢慢调理。民间一直有"常按足三里，胜吃老母鸡"的说法。足三里是"足阳明胃经"的主要穴位之一，是一个强壮身心的大穴。古今大量的实践都证实，足三里能防治多种疾病、强身健体，经常按摩该穴，对于抗衰老、延年益寿大有裨益。

三、认识脾的功能
——"后天之本""气血生化之源"

俗话说"民以食为天"。人出生之后，从外界摄取的除了氧气就是食物了。而食物进入体内后，需要消化成精微后才能被人体吸收利用。而生命活动的继续依赖于脾胃运化的水谷精微，所以脾胃又被合称为"后天之本"。

这里的"后天之本"是相对于"先天之本"而言的。先天之本指的是肾脏。中医认为孕育的新生命，其先天父母生殖之精是藏在肾脏之中的，也就是说是先天给予的，所以称为"先天之本"。而后天水谷之精则是通过脾胃进入人体的，所以就为"后天之本"了。实际上，先后天之本之间的联系是非常紧密的。先天之本要不停地濡养后天之本，而后天之本又要资助先天之本。二者一荣俱荣，一损俱损。

脾为"后天之本"的理论，对养生有着重要的意义。在平日中应注意保护脾胃，只有脾胃健康了，运化功能健全，才能使正气充盛，人体就会对邪气产生足够的抵抗能力，从而不易受到邪气的侵袭，即如《金匮要略·脏腑经络先后病脉证》所说的"四季脾旺不受邪"。意思就是说脾胃旺盛，自然不会招致邪气，否则，脾气不健，气血亏虚，人体易病。所以，元代李杲《脾胃论·脾胃盛衰论》说："百病皆由脾胃衰而生也。"也是说所有的疾病，究其源头都是脾胃。

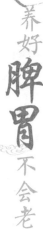

1. 脾主运化——脾是人体食物的加工厂

运，即转运、输送；化，即消化、吸收。脾主运化水谷，这个功能非常好理解。水谷自然分为"水""谷"两部分。所以不论是吃的食物还是喝的水都是需要脾的运化的。

脾就如同人体的"加工厂"。脾主运化，就是指脾把人体从外面获得的水谷原料"加工"成"产品"——精微物质，并将精微物质吸收转输至全身各脏腑组织，也就是把"产品"送到身体各个"销售点"。饮食物经过胃口的消化和腐熟初步处理后，进入小肠进行精微吸收，而这些精微物质最终的使命是要被转输至全身去濡养各个脏器，最终的糟粕将以粪便的形式排出体外。这整个过程中的所有细节都需要脾脏的推动作用才可以完成。所以说，脾在中医学的地位绝对是不可动摇的重要。正是因为脾"管理范围"太过广泛，所以十分容易出纰漏。其中任何一个小小的环节出现问题，消化系统就会出现相应的症状，如胃胀、胃痛、恶心、呕吐、腹胀、水肿、腹泻、便秘等。而各种各样表象可能都是由脾的功能异常所导致的。脾的运化功能主要包括运化水谷和运化水液两个方面。

◉ 脾能运化水谷，帮助消化

水谷泛指各种饮食物。运化水谷是指脾对饮食物的消化吸收和对水谷精微的转输作用。脾主运化水谷可分为两个过程，其一是通过脾气的气化和脾阳的温煦作用，将饮食物化为水谷精微。这一过程称之为"化"。饮食入胃，经胃的受纳和腐熟"初步加工"，使其成为"半成品"——食糜，再将其送往下一个"加工车间"——小肠，经小肠受盛化物的"再加工"，使之进一步消化，"分离"出"产品"（即水谷精微）和"垃圾"（即糟粕）两部分。胃和小肠的作用依赖脾气的气化和脾阳的温煦的"领导"，彻底地对水谷进行消化。古人把消化过程譬喻胃磨之碎物，如《注解伤寒论》说："脾，坤土也。脾助胃气消磨水谷，脾气不转则胃中水谷不得消磨。"意思就是说虽然胃口是消磨食物的主力，但是动力是来源于脾的，阐明了脾在水谷消化中的作用。其二是将水谷精微吸收并向全身转输，这一过程称为"运"。被消化的水谷精微经小肠泌别清浊作用将糟粕分别开来，脾将其吸收，在脾气的升清作用下，一方面通过脾的"散精"作用，将"产品"输送至"销售点"——肺，经肺之宣发向上向外布散，肺之肃降作用则向下输布，使"产品"销售到各地，成为气血等生命物质化生的来源；另一方面是由脾这个"加工厂"自己"销售"到全身各处，供机体需要，即《素问·玉机真脏论》所谓"脾为孤脏，中央土以灌四旁"。就是说脾好像是一个中央的大池子，其内容物不停地向周围输注。水谷进入到体内并转化为精微，对人体来讲，是最重要、关键的一步。这一步如果走得好，那么人体就会动力十足，运转正常；如果这一步出现了问题，那么各种各样的问题就会出现。消化不了食物就会出现营养不良、贫血、腹泻、呕吐或便秘等。

◎ 脾能运化水液，帮助转枢

运化水液又称运化水湿，是指脾对水液代谢的调节作用。中医十分重视水液在体内的输布和代谢过程，认为肺为水之上源，肾为水之下源，居中焦之脾，为水液升降输布的枢纽。意思就是说肺脏、脾脏和肾脏是水液输布、代谢过程中重要的三个脏器。肺脏和肾脏一上一下，各自把守，而脾斡旋其中为枢纽。仔细观察一下门，门和门框连接位置即是枢纽，所以门转动是围绕着枢纽来的。可见，水液的上腾下达，均赖于脾气的枢转。但是，说脾脏重要，并不是说整个水液代谢只需要脾脏足矣，而是说脾脏在这一过程中是最重要的。整个过程是需要肺、肾、三焦、膀胱等脏腑共同作用来调节和维持人体水液代谢平衡的。

水进入人体后在脾的"指挥"下，有着不同的"去处"：人体需要的水向上到达肺，经肺宣发肃降的"分离处理"，使皮毛、肌腠和头面诸窍得以润泽，为什么女士都要护肤使皮肤看起来水润就是来源于这里；人体利用后

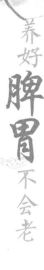
的和多余的水向下到达肾，经肾的气化"分离"再将浊中之清向上经脾气"中转"输送到肺，再次参与水液代谢，浊中之浊变为尿液排出体外，从而维持体内水液代谢的平衡。可见人体是十分智能的，水液经过多次利用后才最终排出体外。

水液的代谢是很重要的，如果脾的"指挥""中转"顺利，则体内各种组织器官得其水液的充分滋润和濡养；但是如果中转出现了障碍，那么就好像发了水灾一样，水液不能走其正常的"路线"，水湿就会去它不该去的地方而出现各种各样的病症。所以《素问·至真要大论》说"诸湿肿满，皆属于脾"。意思就是说，各种各样水肿、湿盛的病症都源自于脾。

脾主运化水谷和运化水液这两个方面是同时进行的，并且相互联系、相互影响，一种功能失调可以导致另一方面的功能失常，故病理上也常同时并见。

脾的运化功能正常，称为"脾气健运"。只有脾气的运化功能健全，才能为化生精、气、血等提供充足的养料，而脏腑经络组织器官才能得到充足的营养而发挥正常的生理活动。脾的运化功能失常，称为"脾失健运"。若脾失健运，则机体的消化吸收功能便因之而失常，就会出现腹胀、泄泻、食欲缺乏以及倦怠乏力、消瘦等症状。

2.脾主统血——统摄血液运行的司令官

脾主统血。这个功能可能有点难以理解。首先，解释一下什么叫作"统血"。统，是统摄、控制的意思，是指维持血液在血管内流动而不溢出血管外。这项功能也是由脾脏来负责的，为什么呢？脾就如同统摄血液运行的司令官，脾的一声令下，血液则规规矩矩地"守卫"在脉道这个"军营"中而不敢"逃逸"。明代薛己《薛氏医案》中明确指出："心主血，肝藏血，脾能统摄于血。"清代沈明宗也说："五脏六腑之血，全赖脾气统摄。"说明脾统摄血液的重要功能。

中医认为这股统摄血液的力量是由气来完成的，而体内气血生化之源的脾脏自然是"气之母"。所以，脾气不足而导致的出血一定是责之于脾的。所以，"司令"能否管好"下属部队"和脾气以及脾阳的旺盛与否密切相关。脾的阳气充盛则气固摄有力，方能统摄血液，血液可以正常在脉内循行。反之，脾阳不足，脾失去了温煦，则导致脾失健运，运化水谷精微的功能减退，气血化源不足而气血两亏；气虚则使气统摄无权，从而发生血逸脉外而导致出血，称为脾不统血。就好像将军没有了威力，下面的士兵心也散了一样。脾不统血包括下部出血（如便血、尿血、崩漏等）和肌肉皮下出血（即肌衄）。所以种种表象的背后都是脾虚无法统摄血液所导致的。由于脾不统血是虚性出血，出血色淡、质稀，并有各种气虚的表现，像乏力、气短、腹泻等。

脾除了统血之外，还有生血之功。脾运化的水谷精微是生成血液的主要物质基础。因此脾气健运，水谷精微才能源源不断地化生，再由脾上输于心肺而生成血液。故《景岳全书·血证》曰："血……源源而来，生化于脾。"因此，脾气健运，化生血液的原料充足，则气血生化旺盛而血液充足。若脾失健运，水谷精微乏源，则气血化生减少而气血不足，出现面色萎黄、头晕眼花、唇、舌、爪甲淡白等一派血虚之象。脾主生血与统血，其实都源于脾主运化。脾既能促进生血，又能促进气的生成，而气的生成能使气旺，气旺又可统血。所以，脾主生血和统血二者是密不可分的。

这样来看，脾不仅要负责化生血液，还负责让血液规规矩矩地在血管里运行，还真是挺辛苦的。

3. 脾主升清——吸收营养精微物质的运输机

有些老人明明睡眠很好，却经常觉得头晕目眩，打不起精神，这其实是"脾气主升"中的升清功能失常所致。清，是指轻清的精微物质。脾主升，说的是脾的升动转输功能。脾像"运输机"一样将水谷精微向上"输送"到心、肺，从而化生气血以营养濡润五脏六腑、四肢百骸。就好像混沌的屋子因输注了一股凉气而精神振奋一样。但是如果脾气虚弱，无力升清，或本身被湿浊捆绑，无法施展升清之功——"运输机"生了锈，那么升动转输功能就会失常，导致精微物质不能被及时"运送"，气血不得化生更无法输布，进而各脏腑组织因得不到气血津液的滋润、濡养而导致其功能不能正常发挥，出现各种各样代谢失常的病变。因此头目得不到滋养则会出现头目眩晕、精神不振等症状。有的老人形容这种状态为脑袋不清凉，始终处于混沌状态，总爱睡觉，但是醒过来却不清醒。

另外，脾气主升，还表现在升举内脏方面，是指脾气上升能起到维持内脏位置的相对稳定，防止其下垂的作用。

脾和胃的功能方向是相反的，胃是往下去的、脾是往上来的。二者表面看似矛盾，实际上是升降相宜，互为因果，协调平衡，维持脏器位置恒定不移。上是为了更好的下，下也是为了更好的上。

若脾气虚弱，无力升举，则导致中气下陷（"中气"是脾胃二气的合称），向上没有了动力，可见脏器下垂，如胃下垂、肾下垂、子宫脱垂（阴挺）、脱肛（直肠脱垂）等。一般胃下垂的患者都是瘦高体型，没有多少肉，这就可以用脾气虚来解释。正因为脾气虚，无法运化水谷精微去濡养肌肉，所以肌肉多是瘦削的，而另一方面脾气无力升举内脏而出现了内脏下陷。临床治疗内脏下垂，常采用补脾气、升清阳的方法，补中益气汤是其代表方剂。

4. 脾主肌肉——胖瘦全由脾做主

现在很多人追求苗条的身材，减肥已经成为一种时尚。减肥的方法也层出不穷，其中节食和锻炼最为常见。然而同样的减肥方法，不同人的效果也不尽相同。有的人不论怎么控制饮食、增强锻炼，体重就是不下降，这时就要警惕是不是"虚胖"。有些人却恰恰相反，形体瘦小，却怎么吃也不胖。

《素问·痿论》说："脾主身之肌肉。"意思是说：肌肉的丰厚程度是由食物精微的消化吸收决定的。脾在体合肉，脾气的运化功能与肌肉的壮实及其功能发挥之间有着密切的联系。全身的肌肉，都依赖于脾胃运化的水谷精微及津液的营养滋润，才能壮实丰满，并发挥其收缩运动的功能。很明显的一个例子就是：人一旦食欲不好，吃得少，就会消瘦，肌肉变少，精神也不矍铄；而食欲好能吃的人长得都很壮实。

如果脾胃虚弱，运化水液失职，导致湿邪留滞则会肿胀、困重乏力，甚至水肿，很多人的"虚胖"就是这个原因。同样，脾胃虚弱，运化水谷无权，营养不足，肌肉不得濡润滋养就会消瘦、萎软、没有光泽，李杲称之为"脾虚则肌肉瘦削"，即使吃再多的食物也不能消化，自然也就不会增重了。

所以，无论减肥还是增肥都需有的放矢，因痰湿"作祟"而引起的肥胖，应以健脾利湿为主，盲目节食和锻炼并不能取得很好的效果，甚至会进一步损伤脾胃；因脾胃虚弱、消化不良所导致的消瘦，则应以健脾和胃为主，进食大量的食物会加重脾胃的负担，同样对脾胃不利。

5. 脾喜燥恶湿——沼泽地里的鞋子

脾"喜燥恶湿"讲的是：由于体内的精微物质多是呈液体状态的，脾负责运化这些"液体"到体内各处，却很容易被这些"液体"缠上身，而导致"脾被湿困"。就好像走在沼泽地里，走得越远，更多地上的湿泥巴会粘在鞋上而导致鞋子越来越沉，越来越走不动，最终只好停在原地。脾被湿困也是这个道理，最终被湿邪裹住的脾脏无法发挥自己的生理功能而只好停在原地。所以，脾是喜欢干燥讨厌湿腻的环境的，这样才可以轻装上阵，完成工作。

第一章 养好脾胃不会老，中医和您谈脾

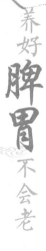

6. 脾主四肢肌肉——运动活力出于脾

俗话说"人老腿先老",腿脚是否便利往往可以反映出老年人的健康程度和精神状态。然而四肢的活动,除与筋、骨关联外,主要依靠肌肉的伸缩运动。四肢同样需要脾胃运化的水谷精微及津液的濡润滋养,以维持其正常的生理活动。可见四肢也要归脾"领导",因此又有"脾主四肢"的说法。

脾气通过升清和散精作用将其运化的水谷精微输送到人体的四肢,以维持四肢的正常活动,即"脾主四肢"。《素问·太阴阳明论》说:"四肢皆禀气于胃,而不得至经,必因于脾乃得禀也。今脾病不能为胃行其津液,四肢不得禀水谷气,气日以衰,脉道不利,筋骨肌肉皆无气以生,故不用焉。"说明四肢的功能正常与否,与脾气运化水谷精微和升清的功能是否健旺密不可分。脾气健运,精微得以布散,则四肢的营养充分,而活动也轻劲有力;若脾失健运,精微不能输布,则四肢的营养不足,倦怠乏力,严重者日渐筋脉弛缓,软弱无力,不得随意运动,久而久之导致肌肉萎缩或肢体瘫痪,即痿证。

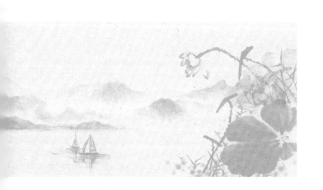

第二章

五脏和谐，延年益寿

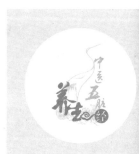

脏与脏之间的关系，即五脏之间的关系。心、肺、脾、肝、肾五脏各具不同的生理功能和病理变化，但脏与脏之间不是孤立的而是彼此密切联系着的。脏与脏之间的关系不单表现在形态结构方面，更重要的是它们彼此之间在生理活动和病理变化上有着必然的内在联系，因而形成了脏与脏之间相互资生、相互制约的关系。人体就好像是一个小型社会，每个脏腑都不是孤立存在着的，其间必然要有各种各样的联系，包括生理状态下的和病理状态下的，只有大家一起联手、相互配合，人体这个社会才能和谐。

阴阳平衡、五脏和谐是生命的根本，正常人体的五脏呈现着阴阳平衡、五行和谐。"阴平阳秘，精神乃治"。五脏之间维持着五行相互制约、相互促进的关系，也就是维持着正常的生克制约关系。生克制约的目的在于维持五脏之间的相对平衡。五行和谐与人体生命的关系，引用明代医家张景岳的一句名言来概括："造化之机，不可无生，也不可无制，无生则发育无由，无制则生而无害，必须生中有制，制中有生，才能运行不息，相反相成。"这就是说，五脏之间的互制互助关系是维持生命活动的根本保证。这其中包括相互促进和相互克制两方面。有人可能要提出疑问了：相互促进是好的，为什么还要相互克制呢？其实不然，没有规矩，不成方圆。就像培养小孩子一样，必须要有规矩道德克制他，才能更好地成长。不经过修剪的小树，一定很难长成参天大树。所以，五脏之间既存在相互促进，又存在相互克制，如此才可以达到功能的正常发挥。

阴阳平衡是五行和谐的基础。五行同样也分阴阳，其中火、木、金属阳，水、土属阴。阴阳平衡，五行才能和谐，所以阴阳平衡是五行和谐的基础。只有阴阳保持平衡，五脏之间才能保持和谐。五行生克规律是阴阳对立统一的进一步应用，所以五行和谐的实质也是脏腑阴阳平衡的进一步体现。阴阳平衡与五行和谐二者相辅相成，互为因果关系。如果阴阳失去平衡，那么五行和谐也会紊乱；同样，五行和谐受到破坏，那么阴阳就不可能维持平衡。所以维持阴阳平衡、五行和谐是维持生命活动的根本。其实，要用简练的词语来概括人体，"阴阳"二字足矣！一阴一阳，相互扶持，相互限制，共同组成一个整体。人体内有五脏六腑、经络血脉，唯一不变的就是阴阳属性。每个事物都有自己的阴阳属性定位，但是这种属性又不是固定不变的，所以，人体总是维持在一种动态的平衡中，而非静止不变。

道家有一个很好的比喻，可以帮助我们去理解五脏之象。它把肝比喻为木母，因为肝为东方、为木，但是又加了一个阴阳的特性，像母亲；西方像金公，属金，是阳性；南方像姹女，姹女就是少女；北方像婴儿，婴儿是纯阳之体；中央代表黄婆，黄婆实际上相当于媒婆，"婆"既不是母也不是少女，相当于老龄的妇女，指一般人岁数大了以后，阴阳的特性已经不太明显了。人体的五脏是肝、心、脾、肺、肾，也是按照东、南、中、西、北排列的。黄婆主要协调的就是木母和金公的关系，她让木母不要太亢盛，因为女人在家庭里是主妇，首先，不能生得太亢盛，就像肝不可以生发过度一样，如果生发过度，会出现很多的问题；其次，也不可以太压抑，一个女人在家庭当中的位置一定要摆得很正确才可以。同样，在说媒的时候，她也会让男性不要收敛得太过度。她的最终目的就是要让木母和金公非常和谐。在人体里，实际上就是要把肝和肺治好。在家庭里，夫妻关系和谐了，这个家庭就能够稳定地向前发展。小家的和谐是大家和谐的基础。"和谐"指的就是"中和"，指运化和协调能力，指这个人能否让万物的运化和协调都达到很高的层面。所以在人体当中，中央的脾胃就是这种协调能力的显现，如果中央脾胃很好，人体就能够达到一种和谐的状态。中央黄婆对应的是土性，土能够生万物，有土才能涉及种植和收获的问题，才能涉及长久发展的问题。中国传统文化十分讲究土地的重要性，土的那种敦厚朴实的品质有目共睹，所以，在人体内脾脏的重要性不言而喻。

一、脾与胃

——亲如手足

脾属五脏，性质属阴；胃属六腑，性质属阳。脾胃互为表里，胃受纳腐熟水谷，也就是起消化作用，脾再把消化吸收的水谷精微（饮食营养）输送到全身。脾与胃是亲如手足的兄弟俩，哥俩必须合作才能完成任务，任何一方面出现问题都会影响另一方。所以，中医大夫总说"脾胃不好"，而很少单独说脾不好或胃不好，就是因为二者联系太紧密，没法分开。

脾与胃在功能上密切配合，并肩作战，携手同心共同完成饮食物的消化吸收。脾胃功能就好比物流运输的中转站，这里每天接受不同种类、不同性质、运往不同方向的货物。胃就好比这个中转站的入口区，各种无序的货物堆积在这里，入口区工作人员将不同的货物进行简单的分类、初步的整合。这个过程在中医理论中叫作"胃主受纳，腐熟水谷"，也就是接受摄入的各种食物，并且初步对食物进行消化，使之以食糜的状态存在。经过初步整合的货物在这个中转站的内部再由高级管理人员按货物性质、运输方向等不同条件进行细致的分类整理。这个高级管理人员行使的职责就是脾脏的功能，脾将胃加工好的食糜进一步加工分类成水谷精微与废物，并将它们分别送往各自的目的地。脾的这一功能在中医理论中被概括为"脾主运化"。

简单地说，胃像一个大袋子一样，能够接受、容纳我们摄入的各种饭菜、零食、饮料等，完成食物初步消化的过程，使大块的、分子结构复杂的食物，分解为能被吸收的、分子结构简单的小分子物质。而脾必须要利用胃加工过的产品才能进行深加工。脾将饮食物进一步消化吸收，将小分子物质转化为营养物质，并将营养物质转运到全身各脏腑组织，也为胃腾出地方继续纳入。如果胃不能腐熟食物，那么脾脏恐怕也是"巧妇难为无米之炊"了。如果是脾脏无法将食物运化为水谷精微并运出体外，那么胃腑也将处

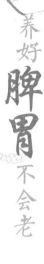
于瘫痪状态，下一波食物将进不来。所以只有两者密切配合，才能完成消化食物、调节水液代谢的生理功能，以供养全身脏腑组织。受纳与运化相辅相成，密切配合，缺一不可。

在中医理论中，脾胃在消化食物方面相辅相成，配合默契，但他们却有着截然相反的性格特点。首先表现在运动方向上，脾气的运动方向是向上的，而胃气的运动方向是向下的。举个例子：正常情况下胃气是下降的，而打嗝、反胃、呕吐的时候胃气就是上逆的表现，所以这些状态下身体都有不适的感觉，因此说"胃气以顺降为和"。脾气主升，主要是指脾气可以将水谷精微布散至心、肺、脑，五脏六腑安居其位也有赖脾气的升举功能。

另外，脾胃的性格相反，喜恶也是截然相反的，脾喜燥恶湿，胃喜湿恶燥。这与二者的生理功能是相关的。脾喜燥恶湿，是指脾对水液进行转输的时候是需要脾体清燥的，而其本身是容易被湿邪所侵犯的；胃喜润恶燥，是指胃在消化食物时是需要润泽的，如果胃阴不足导致胃体干燥则失于通降，会出现不思饮食、食后腹胀等症，就好比一部机器没有了油的润滑会停止工作一样。脾胃阴阳燥湿平衡，是保证两者消化吸收、升降协调的必要条件。

二、脾与心

——后勤部长与统帅

心为五脏六腑之大主。心作为全身功能的统帅能够决胜于千里之外，离不开帷幄之中后勤部长脾的功劳。脾这个后勤部长，主抓后方的血液生成，前方的血液供给，并将工作情况及时反馈给统帅；同时作为统帅的心，要对脾这个后勤部长的生血、行血的过程给予支持、指导。由此看出，心脾在生理、病理上的联系，主要体现在心主血与脾生血、心行血与脾摄血两个方面。

中医五行应五脏，其中心属火，脾属土，而火生土。因为草木燃烧之后得到的灰烬变成土。因此在五行关系中可以说心为脾之母，脾为心之子。作为"君主之官"的心，是生命的主宰，主管全身血脉，脾化生气血依赖心气的充足为支持；同时脾作为后勤部长，为统帅心不断地提供物质营养，使心血不断得到补充，更好地行使主血脉的功能。由此可见，在心主血与脾生血方面二者母子相依，是统帅支持与后勤部长执行的关系。

脉管是血液的运行通道，脉管内的血液不是静止的，而是时刻流动着的。流动的动力来自哪呢？是心脏。心脏像一个泵一样，永恒不休地推动着血液的运行，时时刻刻给血液以动力。所以，血液能动起来要仰仗心脏。但是，还有一个问题，指挥部下达了命令，血液就一定会规规矩矩地在脉管里运行吗？这就不见得了。血液如果出现异常，横冲直撞，溢出了血管，就导致了疾病。所以，能维持血液在脉管内运行是需要另外一股动力的，而这股动力就是来自于脾脏这个后勤部长的监督统摄，这就是脾脏的"主统血"的功能。二者必须配合精准，血液才能够按部就班地运行。

临床上，如果脾失健运，不能充分把水谷精微输送到心以化生血液，就会导致心血不足，即后勤供给出现问题，前方没有足够的粮草弹药，将士们就不能正常的作战，战斗力减低，体现在身体上就会出现血虚的症状；反之，思虑过度，会耗伤心血，导致心功能不足，这回供给没问题了，统帅却出现了问题，同样会出现血虚的症状。生活中我们自己也会遇到这样的情况，学习工作中种种不愉快的事或是压力大的事情，例如考试之前的准备复习、找不到东西时的焦虑等，使我们经常反复琢磨，造成精神紧张、思虑过度、没有胃口、吃不下东西，往往伴有大便不成形，这些是我们身体后勤部长累了的表现，在我们的身体不能得到良好的物质保障的同时气血生化无源，导致血虚而心无所主。心气虚也会出现心气涣散、注意力不集中、精神不振等。这就是所谓的思虑伤脾，心脾两虚。以上两种途径最终都会形成"心脾两虚"的证候，表现为心悸、失眠、多梦、食少、腹胀、倦怠无力、水肿等，人参归脾丸就是针对心脾两虚治疗的好方子。

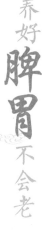

三、脾与肝

——佃农与地主

肝主疏泄，脾主运化，肝主藏血，脾主生血统血，因此肝与脾的关系主要表现为疏泄与运化、藏血与统血之间的相互关系。在五行中，肝属木，脾属土，正常生理情况下为"木疏脾土"，即肝气条达则脾气健运。两者的关系，主要体现在消化功能和血液运行方面，就好比佃户与地主的关系。若肝失疏泄，会攻伐脾脏，即地主对佃户的压榨；反之，如果佃户都起义罢工了，地主也会惊慌失措，没有办法。

在消化方面，脾产生的水谷精微交由肝布散，就像佃农主要负责生产、运输农产品，而地主主要负责农产品的销售。肝主疏泄、调畅气机及分泌胆汁，并将胆汁输于肠道，有助于脾胃对饮食物的消化吸收；脾气健旺，运化功能正常，水谷精微充足，气血生化有源，肝得到濡养则有利于肝主疏泄。肝脾相互协调，消化功能正常。脾与肝在生理上相关，在病理上也常常相互影响。如果作为地主的肝销售做得不好，则农产品滞留，此时作为佃农的脾的生产热情就会降低，于是出现食不知味、脘腹胀闷、腹泻便溏等脾虚的表现。中医学将这些症状归纳为肝失疏泄，无以助脾之升散，使脾失健运，称为"木不疏土"。反之，佃农脾消极怠工，地里作物无人管理、仓库农产品无人运出，则地主肝心情焦急，便会出现精神抑郁、胁肋胀痛、腹胀腹泻、食欲缺乏、黄疸等肝脾不调的病变。中医学将这些症状概括为脾失健运，湿热郁蒸，熏及肝胆，称为"土壅木郁"，就好像土地没有了生气，树木也活不了一样。

血液方面，肝主藏血，贮藏血液并调节血量；脾主统血，统是统摄、控制、管辖的意思。脾脏有统摄血液，使血液在脉管中运行，不致溢出脉外的作用。脾气健旺，生血有源，不断为机体提供营养物质，就好比佃户不断为地主交租纳税。脾统摄血液正常运行，保证肝脏贮藏血液；肝血充足，贮藏疏泄有度，正常调节血量，气血才能运行无阻。肝脾协同，共同维持血液的正常运行。因为脾能运化水谷精微，为气血生化之源，气为血之帅，义能统摄血液。故脾气虚弱，气血生成不足则出现血虚；如果脾气虚衰，失去统摄的权力，则血液离开脉道，出现种种失血病症，如牙龈出血、皮下出血（紫癜）、便血、妇女月经量多、经期延长等。而肝脏主藏血的功能异常，同样会出现出血。所以，在血液运行方面，二者的作用是相互联系的。

四、脾与肺
——园丁与花园

就五行的属性而言，脾属土，肺属金，两者之间具有土生金的关系。中国古人认为金属是从土地里面匐出来的，所以引申出土生金。

肺的生理功能：一是主气，司呼吸。肺为人体的主要呼吸器官，具有呼吸功能，是人体内外气体交换的主要场所。二是肺主行水。肺具有疏通和调节水液运行的功能，从而具有推动津液输布和排泄的作用。脾主要运化水谷精微和水液，是气血化生的源泉。所以脾与肺的关系主要体现在气的生成和水液代谢两个方面。脾气旺则肺气足，脾气调节气机升降及水液的运行，肺气才能司呼吸、布散水津，所以二者的关系好比园丁与花园。

在中医理论中，有许多不同功能特点的气，比如大家熟知的正气、心气、卫气等。今天讲个与脾肺有关的气——宗气，是由肺从自然界吸入的清新空气与脾摄入的营养精微结合而成。宗气是非常了不起的，其主要分布在胸中，灌注于心肺，与全身之气休戚相关。因此，肺的呼吸功能和脾的运化功能是否强健，与气的盛衰密切相关。不知道大家有没有注意到，这两脏是主管后天从外界摄入的空气和饮食的两个脏腑，人活着，就要时时刻刻和这两脏打交道，这两脏之间的关系也是非常的紧密，相互扶持、相互繁荣，共

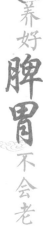

同为人体服务。

通常所说的"气虚"，主要指脾肺气虚。如果脾气虚损（浑身没劲、没有食欲、头晕眼花、总爱拉肚子），可能同时也会伴随着气短懒言等肺气不足的症状，叫作"母病及子"。就好像妈妈的病累积到了孩子一样，也就是脾虚引起肺病。反之，如果肺的气阴两虚，日久也会引起脾气虚弱。例如，肺结核的患者可见有食欲缺乏、消瘦、乏力等症状，而得了肺炎的患者，大多数食欲不好并且自我感觉非常虚弱、容易出汗。

人体水液的代谢涉及多个脏腑。肺和脾在这其中也是功勋卓著。肺在上面，脾在中间，共同配合，将水津布散全身。脾主运化，把人体所需要的水液吸收输送给肺，就好比辛勤的园丁浇灌花园，把花园打理得井井有条，为花园提供营养成分；再由肺将水液输送给各脏腑组织，各脏腑组织就好比花园中的花朵，得到花园中土壤的滋润和濡养；肺又把机体代谢后多余的水分转输给肾而排出体外，使水液正常地生成和输布。

中医学有一句非常经典的话："脾为生痰之源，肺为贮痰之器。"意思就是说，痰湿的生成和肺脾密切相关，二者中任何一脏出现问题，都会导致水液代谢的失常。若脾的运化失常，水液不能正常的运化，导致水液在体内停留，形成水湿、痰饮等病理产物，可出现水肿，甚至影响肺的功能而出现咳嗽、咳痰等，而肺宣发肃降的功能障碍，也会影响脾的功能。

五、脾与肾

——能力与家业

脾与肾的关系是后天与先天的关系。脾胃为后天之本，肾为先天之本，一个是个人后天的能力，一个是父母给的家业，两者相互资生，相互促进，缺一不可。个人能力是一个人立身处世之本，而一个人的家业就是他的先天之本，家业可以提供学习、发展的支持，从而提高个人能力，反之个人能力也可使家业更加殷实。因此，只有后天与先天之间相互照顾，才能各自立于不败之地。

脾运化水谷精微，化生气血，为后天之本；肾藏精，源于先天，主生殖繁衍，为先天之本。人自从生下来以后，从外界不断摄入食物，经过脾胃消化后，一部分为自己提供能量，还有很重要的一部分是用来濡养先天之精（即肾精）的；而肾精虽然是先天带来的，但也没有闲着，不停地营养后天，二者分工明确，相互配合，共同为人体效劳。肾作为先天之本，为人体生命的发生提供前提，来源于出生之前父母生殖之精的结合，藏于肾，而肾又主人的生殖发育，为后天之本脾提供物质基础。而孩子要想茁壮成长，还需要不断地从外界吸取营养，获得后天的能量。

生活中如果脾这个后天能力较差，沦为"啃老族"就会累及家业，这就是脾虚日久会出现肾虚的原因。此时临床上就会出现脾气虚弱，不能运化水液，或肾的阳气虚损，而导致水液的输布、排泄障碍，表现为尿少、头面肿痛、下肢肿胀、腹胀、怕冷、腰膝酸软等脾肾阳虚的病症。反之，如果肾这个先天负债累累，脾这个后天也是孤木难支，就会出现肾阳不足，不能温煦脾阳，或脾阳久虚，损及肾阳，形成脾肾阳虚证，表现为腹部冷痛、腰膝酸软、五更泄泻（早上起来第一件事就是去上厕所，并且大便稀溏）等病症。

六、脾与大小肠

——产销一条龙

中医学认为，人体是一个有机的整体，各脏腑、组织、器官的功能活动不是孤立的，而是相互关联的，是整个机体活动的一部分。他们以经络为通道，在各脏腑组织之间，相互传递着各种信息；在气血津液环周全身的情况下，形成一个非常协调的统一整体。脾、胃、大肠、小肠共同组成人体的消化系统，食物由口腔进入，经过脾胃的消化，小肠的泌别清浊，大肠的传导、吸收多余的水分，最终将糟粕排出体外。这是一个联系紧密、协调统一的过程，就好比一条完整的生产运输线。

小肠接受经胃腐熟及初步消化的饮食物后，进一步消化、泌别清浊。清者即精微物质，上输于脾，经脾转输于全身，以起到营养全身的作用，水分则吸收后成为渗入膀胱的尿液。浊者，为食物的糟粕，下达于大肠，经大肠的传导，再由肛门排出体外。因此可以形象地概括为产销一条龙。当胃内有实热，消灼津液，大肠内的粪便同样也会变的干结而出现便秘；而大肠燥结，便闭不通，同样会影响胃的和降，出现恶心、呕吐、食少等症。

七、脾与脑

——工蜂与蜂王

用工蜂和蜂王来比喻脾与脑的关系，再合适不过了。脑作为人体最高司令部，承载着人体内一切重要生理活动的操控工作，来不得半点马虎。而这一高精准活动的背后，则是辛勤的工蜂——脾在做着供养的重要工作。

作为后天的根本，脾胃将摄入的食物转化为精微，而这些精微中很重要的一部分就是要去供给脑，为脑的活动提供能量。人体气血通过十二经脉上达于脑，气血可养脑荣脑。脾运化水谷精微，为体内津液化生之源，而液渗入骨腔可化为髓，上充于脑海。

脾就像工蜂一样辛勤地工作，工蜂主要采集花粉，为蜂王提供蜂王浆。脾主管食物的消化吸收，为蜂王——脑提供能量物质。脾主升清，能升清阳上达于脑而荣脑。因此，脾运化水谷和升清的作用使脑髓得到充养。作为生命活动表现形式的神志活动必须依赖脾胃化生的气血，一方面脾胃化生气血直接营养脑，提供脑进行多种精神活动所必需的能量；另一方面，脾胃化生气血补充肾精，使生髓有源，脑有所荣。反过来，脑主宰人体的一切生命活动，脾胃的功能也有赖于脑的支配，才可以脾气健旺，思想开朗，而不致脾气郁结。很多老人都有过这样的经历，头脑总也记不住事情，忘性大，而且脑袋觉得迷迷糊糊，昏昏沉沉，还食欲欠佳，不爱吃饭。这就是典型的脾无法运化精微以荣养脑而出现的头脑昏沉。现代医学大多认为是脑缺血导致的，但在中医学看来则是脾的问题。

八、脾与女子胞
——水库与支流

脾与女子胞的关系主要表现在每月一次经血的化生和统摄方面。脾为气血生化之源，女子胞为贮藏经血之地，就宛如水库与支流的关系。支流的水干涸了，就需要水库的补给；支流的水满溢了，就到水库来储水。脾可以调节气血的生成与流量，从而间接控制女子胞的气血。

月经是女子的特殊生理现象，由气血充盛而溢出所致。所以，如果气血不足，是无法溢出的，也就没法形成月经。而月经量少，也同样说明了气血不够充盛。而脾是后天气血化生之源，所以经血的情况直接反映了体内气血的充盛情况。脾相当于水库的作用，合理地调节控制着血量，保证其支流女子胞的血液供应，从而保障女子胞主持月经正常的来潮，以及孕育胎儿的重要功能。

九、脾与气血津液
——主流、支流

脾胃乃气血生化之源——脾气足，气血旺；脾气衰，气血亡。

脾位于中焦，它的生理功能是主运化，主统血，主肌肉及四肢。脾胃互为表里，同属消化系统的主要脏器。机体的消化运动，主要依赖脾和胃的生理功能正常。机体生命活动的维持和气血津液的生化，都有赖于脾胃运化的水谷精微，故称"脾胃为气血生化之源""后天之本"。而该功能的体现必须通过"脾主运化"来实现。可见，体内饮食物中营养物质的吸收，水液的代谢、运送及平衡调节，脾起了转输的主要作用。脾的运化水谷精微功能旺盛，则机体的消化吸收功能才能健全，才能为化生精、气、血、津、液提供足够的养料，才能使脏腑经络、四肢百骸，以及筋肉、皮毛等组织得到充分的营养。脾气健运，气血生化有源。脾的生理功能对于整个生命活动至关重要，故称脾胃为"后天之本""气血生化之源"。

十、脾与人体官窍
——不要让你的员工饿到哦

脾与人体官窍中的四肢、肌肉、口、唇关系最为密切。当脾胃功能失常，营养吸收障碍，主要就表现为这些人体重要的官窍功能减退，所以养生保健更要关注这些官窍。保护官窍从保护脾脏做起，不要让你的员工饿到哦！

脾主肌肉、四肢，是由脾运化水谷精微的功能决定的。脾胃为"后天之本"，是"气血生化之源"。脾脏运化营养充足，则肌肉丰满、结实，四肢强劲、灵活有力；反之，如果脾失健运，营养缺乏，必导致形体消瘦、肌肉痿软、懈怠、皮肤松弛、多皱。

脾开窍于口。如果脾气健运，肌肉营养充足，则口唇红润光泽；脾气不运，运化水谷精微失职，特别是慢性消化不良的人，常见口腔溃疡、口有异味、口唇萎黄无光泽、口疮、嘴唇干裂起皮、口周易生痤疮、褐斑、过敏等。二十来岁的年轻人大多数都是口唇红润，而五六十岁的老年人大都口唇颜色发暗，也是因为年轻人脾胃功能较好，故口唇颜色红润，而上了年纪后，脾胃消化功能容易出现问题，所以口唇发暗。因此，口唇也常能反映出脾主运化水谷功能的盛衰。所以说："脾开窍于口，其华在唇，在液为涎。"

十一、脾与津液输布的关系
——脾为生水之源，运行输布任调遣

脾在人体水液代谢过程中起着重要的枢纽作用。包括水液的摄入、水津的输布、废液的排出等都需要脾的调遣。

水入于胃，脾具有升清作用，经脾对津液输布，将津液一方面上输于肺，经肺布敷全身；另一方面则直接将津液灌溉全身，外达皮毛以润泽肌肤、化生汗液，发挥其滋养脏腑、润泽官窍的作用。此两方面均属于脾的"散精"功能，同时又将机体各脏腑组织代谢和利用后的水液或多余的水液下输于肾，经肾的气化作用，化生尿液输送至膀胱而排出体外。因此，脾是水液代谢的一个重要组成部分。若脾运化水液的功能强盛，可以防止水液停滞；否则，就会导致水湿停留，产生痰、饮、水湿等病理产物，而见腹泻、便溏、水肿的病理表现。

第二章　五脏和谐，延年益寿

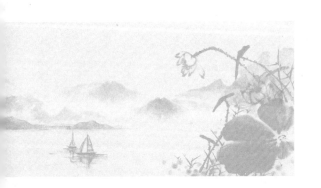

第三章

脾病『察颜观色』早发现

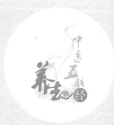

一、口中异味的困扰

——胃肠疾病的信号

许多人都有这样的困惑，为什么口中总是有股挥之不去的臭味呢？其实，口臭恰恰就是胃肠疾病最敏感的信号。食物通过牙齿的咀嚼将大块的食物切割成小块，进入胃肠后在胃酸、胃蛋白酶等多重作用下将分解为食糜，再由小肠泌别清浊，大肠传导糟粕，共同完成消化吸收功能。

胃腑就好像一段管道，这段管道不能被堵住，要时刻保持畅通才正常。食物无论在哪一腑停滞均会导致消化功能的异常，从而诱发各类疾病。食物在胃内积存时间过久就会产生异常发酵的气味，正像很多人感到疑惑的"为什么反复刷牙，口中还有异常的臭味"。其实这是胃肠中积聚的食物所产生的，与刷牙又有什么关系呢？所以当您发现口中臭味久久不能散去时，首先要考虑胃肠疾病，这往往是"脾胃蕴热"所致，此类人多进食辛辣肥甘之品，久而蕴积生热，中医称之为"火"毒，当热邪停滞胃肠，就会影响脾胃的消化功能，食物残渣没有及时消化吸收伴随腐浊之气上泛，故见口中气味酸腐难闻。遇到此类情况，应及时找专家咨询，采取清热泻火、消食化滞之法往往可取得较好的疗效，必要时还需详查胃镜、肠镜以防误诊。

还有些人会莫名的感觉口甜。"口甜"就是觉得口中有甜味，当然如果是喝完糖水或者是其他带有甜味的食品，自觉口中有甜味，属于正常现象。如果不是进甜食之后而口中有甜味，或者是喝白开水也觉得甜，这便是脾胃出问题的迹象了。中医学认为，口甜也是脾胃出了问题的一种征象。如果出现口甜的情况，奉劝大家要去医院做个血糖检查，以便排除糖尿病的可能。如能排除糖尿病，则可以尝试用健脾祛湿的方法治疗。

第三章 脾病「察颜观色」早发现

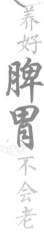
二、春眠不觉晓，睡觉知多少

——别说我懒，"脾"乏才是病根

人都说"春困、秋乏、夏打盹"，为什么有些人就是总爱困，整天都是睡不够呢？年轻人往往被冠以"懒猫"的称号；许多老年人则习惯性地自称"血黏"。其实真正的病根应该是"脾虚"才对。

中医学认为，"阳"主动，"阴"主静，所以阳气不足，阴气有余，营血运行迟滞，故出现怠惰嗜睡等证候。中医讲脾虚湿盛往往是多寐的主要病因。由于湿气困住了脾，故脾的升清功能被限制，清气无法上济大脑，故容易出现嗜睡、不清醒的症状。这里面分了两种情况，一种是脾气虚弱，虚弱到无力升举清气至大脑而出现的混沌状态；另一种就是脾气不虚，但是体内湿气过盛，像一根绳子一样捆绑住了脾，脾即使有浑身解数，也无法发挥升清的生理功能而出现的混沌状态。前者多见于体型消瘦、面色㿠白、多有心慌的人；后者多发于体型肥胖的人。所以，同样是困，要区别对待。

三、口水横流

——别说我馋，脾弱才是病源

"又不是小孩子，又不是脑卒中，为什么我总是一不小心口水就会自动地流出来？"尤其在别人吃饭的时候流口水是一件多么尴尬的事情！许多人在生活中也经常能够碰到，但也许您并没有把它当成一种疾病看待。

从医学上讲，这是因为患有神经官能症或其他引起自主神经功能紊乱的疾患，导致副交感神经活动相对亢进，胃肠蠕动加强，则唾液及其他消化液的分泌增加。中医学则认为脾在液为涎，脾的运化功能正常，则津液上注于口而为涎。涎液具有湿润口腔、保护胃肠黏膜的作用，并有助于食物的吞咽和消化。但涎液过多溢于口外则属于非正常现象，此乃脾胃功能失调的一种表现。

这种情况往往是由于脾虚失于摄纳，造成脾涎过多，水液泛溢，故而流出口外。此外，脾胃湿热或胃里积存过多的食物，胃热上蒸，也可致口水过多，尤其在夜里出现睡中流涎等症状，即所谓的"胃不和则卧不安"。所以，建议每晚睡前两小时不要进食，否则容易影响睡眠质量。

遇到这种情况，首先您不要有精神负担，先到正规医院去检查，如为口腔炎症可先予以对症治疗；其次，要养成良好的饮食习惯，不要过食生冷、油腻、黏滑等妨碍脾胃消化的食物；饭后不要立即就寝；晚饭不要吃得过多；养成饭后漱口、睡前刷牙等良好的卫生习惯。

四、怎么吃都是瘦
——都是脾胃惹的祸

现在的年轻人尤其是女孩子都以苗条、修长、骨感为美，但请大家不要忽略一个问题：消瘦与健康绝不能同日而语。身材匀称、四肢肌肉比例正常、骨骼健壮、充满活力才是真正的美丽。一味地追求消瘦的身材，过度地节食减肥，貌似楚楚动人，行动起来有如弱柳扶风，是绝对不可取的。奉劝年轻人：千万不要盲目地跟风成为减肥的牺牲品，并为此付出健康的代价。相反，许多中老年人十分关心的是："为什么我怎么吃都不长肉呢？"

人的胖瘦跟体质有很大的关系。许多人感到不解的是，我们吃同样多的东西，甚至我比他吃得还多但为什么却胖不起来呢？中医学认为这属于胃强脾弱的一种状态。胃火独盛，消谷善饥，吃不饱，吃不够，吃饱了很快又饿，食欲异常旺盛。然而脾气虚弱，不能正常运化水谷，以致不能生成水谷精微供人体需要，所以食而不肥。这里包含着消化与吸收两种功能概念，吃

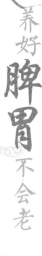

了很多却无法吸收，不能为人体提供充足的营养以丰润肌肉，这是光吃不胖的根本原因。

但是应当学会辨识什么是生理的"瘦"，什么是病理的"瘦"。生理的"瘦"只需饮食加运动调节就可以得到改善，但是病理的"瘦"您就不得不对它加以重视了。

正常人无论胖瘦，体重都会在一定范围内保持相对稳定。若劳动量、运动量过大或暂时性的工作负担过重，使机体的分解代谢大于合成代谢，则会出现生理性消瘦。这种消瘦，经休息调整，机体很快就会恢复至原来的水平，所以不用担心。但是，如果在短期内出现不明原因的消瘦，且伴有食欲缺乏、乏力倦怠等症状，经休息亦不恢复，则可能是病理性消瘦，是罹患某些疾病的先兆，如肺结核、糖尿病、各种癌症等。

消瘦体现了一种严重消耗的状态，当消耗大于产出，蛋白质及脂肪大量分解，长期的一种高代谢状态决定了机体的消瘦程度。这是一种极恶性的表现，故应当引起大家的高度重视。因此，对于不明原因的消瘦，应引起警惕，早诊早治，尽快就医，切勿延误病情。

五、肥胖
——能吃也是脾的病

消瘦有可能患病，我能吃能喝，身材魁梧，体重只升不降，这下该没问题了吧？其实这更是一个误区。随着媒体的大肆宣传，身体健康意识的增强，许多老年人已慢慢体会到过度肥胖为健康所带来的危害。先不说肥胖为日常生活增添了多少负担，每次上楼都气喘吁吁，更不用说手提重物，那肯定要在楼道里歇息几个来回；再者，高血脂、高血压、高血糖、冠心病、脑梗死等接踵而来，一个好好的身体瞬间变得千疮百孔，怎能说这种肥胖不是身体的一个巨大负担呢？

1. 怎样才算胖

提到肥胖，首先我们应该知道怎样才算胖，它的标准是如何界定的呢？目前医学上通用的是以体重指数作为衡量标准，其计算公式为：体重指数（BMI）＝体重（kg）/身高^2（m^2）。根据中国人的体质，BMI 正常范围为 18.5～23.9kg/m^2，在 24～29.9kg/m^2 者为超重，大于等于 30kg/m^2 者为肥胖。

肥胖的体型一般分为两种：一种为苹果型，一种为梨型。苹果型身材的人腰腹部肥胖明显，状似苹果——细胳膊细腿大肚子，又称腹型肥胖、向心型肥胖、内脏型肥胖。这种人脂肪主要沉积在腹部的皮下及腹腔内。梨型身材的人臀部及大腿脂肪过多，就是说脂肪主要沉积在臀部及大腿部，上半身不胖而下半身胖，状似梨

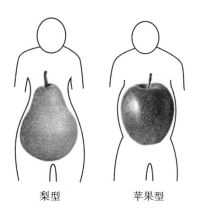

梨型　　　苹果型

形。由于腹部脂肪比其他部位的脂肪新陈代谢更活跃，因此更易进入血液系统，可能导致高血压、高胆固醇。再有，苹果型肥胖患者的脂肪包绕在心脏、肝脏、胰脏等重要器官周围，所以患冠心病、脂肪肝和糖尿病的危险性要比梨型肥胖者大得多。有人发现肥胖者患糖尿病的危险性是普通人的 3.7 倍，而苹果型肥胖者患糖尿病的概率则是不胖者的 10.3 倍。当然，与非肥胖者相比，梨形肥胖者仍然存在着相当严重的危险，仅仅是比苹果型肥胖者略小而已，总之腹部脂肪要尽量减少。那么，是不是肌肉中的脂肪增多则无关紧要了呢？答案是否。梨型肥胖者肌肉中的脂肪也比不胖者多得多，肌肉中脂肪越多，胰岛素抵抗就越重，危害也越大。所以说三者相比是梨型肥胖比苹果型肥胖好，不胖又比梨型肥胖好。

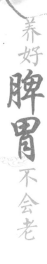
2. 为什么会这么胖

①首先应当说与家族史有一定的关系。有人认为：既然基因决定了一切，那我就破罐子破摔，爱咋地咋地。这种观念是不对的，其实后天的改造也起着不可忽视的作用。饮食起居及生活习惯的改变都会对体质起着潜移默化的作用。我们应始终相信人定胜天。②不良的饮食习惯和不合理的膳食结构。如进食能量密度较高的食物（如巧克力、蛋糕、各种奶糖等）、摄入动物性食品或油炸类食品过多、进食速度太快或饥饿后大量进食、睡前进食、夜间迷走神经兴奋性较高，都会使摄入的食物较易转化为脂肪。③嗜酒。大量饮酒导致肝细胞脂肪变性，脂肪代谢障碍，导致大量脂肪沉积。④多坐少动的生活方式。运动量较少，长期伏案工作，加之精神压力增大，出现暴饮暴食，或久坐看电脑、看电视，身体功能处于一种低代谢状态，出现消化功能减退，能量堆积转化为脂肪，故产生肥胖。

3. 中医看肥胖——多是脾虚痰湿惹的祸

中医学认为，肥胖发生的原因多是"湿痰"作祟。厚厚油油的脂肪层都是痰湿，这些痰湿并不是固定不变的，而是可以游走于肠间导致腹泻，或者储于肺中导致咳嗽咳痰，甚至上阻脑窍而成脑卒中等。所以，从中医学的角度来说，肥胖也是可以导致各种各样疾病的。《灵枢·阴阳二十五人》说："土形之人……圆面，大头，美肩背，大腹，美股胫……多肉。"正是对肥胖人的写照。而一提到痰湿，与之关系最密切的则为脾。脾不能运化水湿，则形成痰湿。痰湿的产生有内外二因，内因与脾之健运有关：素体脾虚，无法运化水湿，水湿积聚为痰，存于肌肤内就是肥胖；而从外界摄入油炸、甜食等助湿生痰的食物，久而久之体内痰湿壅盛同样可以出现肥胖体型。而素体脾虚正和家族遗传因素相应，外因正和饮食习惯相应。这样看来，中医学和西医学对于肥胖的认识早已经达成了一致。

4. 小儿肥胖——可爱而不可取

传统观念，尤其是老年人认为，小孩胖些没什么，看着挺可爱的，甚至于认为胖就是健康，把胖看成是"福"的象征。其实这种观点是非常不可取的。小儿肥胖不仅仅会影响体形，更重要的是很可能导致成人期肥胖病、高血压、冠心病、糖尿病等，会给健康带来许多潜在危害。研究发现，小儿肥胖对其身心健康都有不同程度的消极影响。目前已经有将近一半的肥胖儿出现了脂肪肝。从心理学角度，肥胖儿的自我意识受损，自我评价低，不合群，比正常体重儿有更多的焦虑情绪，幸福和满足感差。这种自我意识受损程度随肥胖程度增加而加重。因此，小儿肥胖已经成为不容忽视的社会问题，需要各位家长及时关注。

作为家长，当您的孩子出现以下症状时就应该注意啦，这可能就是超重的信号。

①食欲亢进，进食量大，喜食肥甘，懒于活动。

②外表呈肥胖高大，不仅体重超过同龄儿，而且身高、骨龄皆在同龄儿的高限，甚至还超过。

③皮下脂肪分布不均匀，以面颊、肩部、胸乳部及腹壁脂肪积累为显著表现，四肢以大腿、上臂粗壮而肢端较细。

④男孩可因会阴部脂肪堆积，阴茎被埋入，而被误认为外生殖器发育不良。患儿性发育大多正常，智能良好。

⑤严重肥胖者可出现肥胖通气不良综合征。

如果您的孩子已经是个小胖墩儿了，也不要惊慌，只要积极、科学地减重，恢复标准体重便指日可待。家长们可以从饮食、锻炼、精神调节等方面给小儿实施减肥计划，必要时可给予药物干预，控制食欲。在这里需要提醒的是，在限制食量时必须照顾小儿的基本营养及生长发育所需，仅使体重

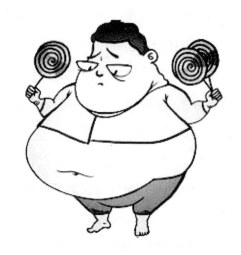

逐步降低。最初，只要求制止体重速增；以后，可使体重渐降，至超过正常体重范围10%左右时，即不需要再限制饮食。同时，小儿肥胖控制有四项禁忌：严禁短期快速减重；严禁饥饿、变相饥饿疗法；严禁药物减重；严禁手术去脂。

那么如何预防小儿肥胖呢？

首先，肥胖症的预防应从小加以注意，母亲孕后期就应避免增重过多，以防分娩生出体重过大的巨大新生儿；出生后应坚持母乳喂养、科学喂养，例如每次婴儿哭时，不宜立即喂奶，以免久之养成习惯，以后每遇挫折，就想找东西吃，导致婴儿肥胖；4~5个月前不喂半固体或固体淀粉类食物，以免使体重增加太快，形成肥胖症。其次，肥胖症有一定家族遗传倾向。双亲胖，子代70%~80%出现肥胖；双亲之一肥胖，子代40%~50%出现肥胖。因此，肥胖家族更应该格外留意小儿的体重情况，尤其是处于婴儿期、学龄前期或青春期这三个肥胖的高发期的小儿，监测体重更为必要。最后，也是最基本的方法——从小养成自主锻炼的好习惯。

六、面色萎黄，苍白无华
——卸了妆看清真正的自己

脸色是一面可以看出整个人生理、心理状态的镜子。中医讲究望闻问切，观面色是望诊中很重要的一部分。一个好的中医大夫，什么话都不用讲，从患者的脸上就可以看出一二。不同种族的人具有不同的肤色，不同气质的人也拥有不同的面色，那对于亚洲人种的中国人来讲究竟什么样的面色才是正常的呢？

中医学把面色分为主色、客色和病色。所谓主色就是人与生俱来、一成不变的肤色。我们亚洲人以黄皮肤为主色，但在此基础上还会有偏黑、偏白、偏黄等不同的肤色，但这均是正常的颜色。通常中国人所具有的健康肤色应该是红黄隐隐、明润含蓄，明代表"明亮"，润代表"润泽"，含蓄就是夹有血色，这就是健康的黄色。而不健康的黄色往往表现为淡黄、没有光泽、缺乏营养、缺乏滋润、枯萎的样子，这就是中医所讲的"少神"。对于健康的面色，《黄帝内经》云："赤欲如帛裹朱，不欲如赭；白欲如鹅羽，不欲如盐；青欲如苍璧之泽，不欲如蓝；黄欲如罗裹雄黄，不欲如黄土；黑欲如重漆色，不欲如地苍。"意思说的是：健康的红色要像白布裹着朱砂，而不能像赭石色；健康的白色要像鹅毛一样充满光泽，不能像盐一样暗淡无光；青要青得明润，而不能像蓝色那样晦暗；黄要像薄薄的绸缎裹着雄黄，白里透黄，而不是像黄土那样干燥的黄；健康的黑色要像层层刷过的油亮的黑漆，而不能像黑炭一样。中国传统向来崇尚含蓄，连脸色也是如此，白里透红、黄里润泽才是正宗健康的面色；纯白的面色大多是贫血貌；纯黄色的面色大多是黄疸；纯黑色的面色大多是肾病的面容；纯青色的面色大多是肝病面容。所以，中国人红黄隐隐的面色才是最健康的。

现代人工作压力明显增加，生活越来越没有规律，熬夜晚起，吃高糖、高脂的食品，吸烟酗酒，都是可以从面色上显露出来的。许多人在劳累后，尤其在生病、熬夜、醉酒后很容易就能被别人看出来。许多女性更是喜欢用粉底来遮盖或美化一下肤色，平时不易发觉，然而一旦卸妆才发现自己的脸色是如此苍白和憔悴。其实面色早已暴露了你的身体状况，妆容可以改变面色，但却难以掩饰疲惫的神采。

望面色的重点不仅仅是颜色，更重要的是面目中流露的神采。少神说明邪气来犯，正气不足；而无神则说明正气衰败，邪气独盛。中医讲脾胃为后天之本，健益脾胃即是扶助正气，所以生活中注意脾胃的养生保健，适当补充一些红枣、桂圆、山药等，可以使你拥有白里透红的面色和一张明艳照人的脸。

七、经常胃痛胃胀
——不能简单地吃点胃药就了事

胃痛、胃胀是很多人都经历过的事情，遇到这样的情况您是怎样处理的呢？一是咬牙挺着，忍一会儿就过去了；二是随便找点止痛药或消炎药吃，症状就缓解了；三是到药房买点胃药，一种不管事，再换一种；四是疼得不行了去医院。以上四种方法虽然有时可以奏效，但并不是最明智的选择。掌握一些常识会对大家有所帮助。

脾胃每天要承受很大的饮食负荷。俗话说"人吃五谷杂粮，没有不生病的"。从另一个侧面来讲，胃肠道是最容易发生问题的部位。许多人饮食上并不是很注意，生的熟的搭着吃，凉的热的混着吃，偏嗜酸的、辣的，嗜酒，嗜浓茶，饥饱失常，或是经常食用含防腐剂较多的方便食品，更有数不清的农药超标蔬菜和加入了各种工业添加剂的食物。因而要想拥有一个无敌的胃肠也真是很难。

如果平日里身体健壮，偶尔因为吃坏了东西出现胃痛胃胀，伴恶心、呕吐和轻微的发热，有可能是急性胃肠炎的表现，多补充些水分，口服和静脉滴注一些消炎药未尝不可。然而慢性的胃痛胃胀和习惯性的腹泻就不是那回事了，乱用抗生素危害会很大，不仅不能治病，而且会造成严重的菌群紊乱，更有甚者导致真菌大量繁殖，后果不堪设想。

有些人经常反复出现胃痛，一个更大的误区是随便找些止痛药来吃，也许疼痛症状会因此而缓解。然而，这种行为的潜在危害更大。许多溃疡病疼痛在服用了非甾体药物后会并发穿孔造成急性腹膜炎，严重者可危及生命。其实一个小小的溃疡并不可怕，可怕的是对于疾病的认知不够而酿成大错。

　　还有一些人十分重视养生保健，平时就喜欢看一些广告，若是有人推荐更是趋之若鹜，治胃病的药买了十几种，中药西药一大把，其实有些药的成分是类似的；有的药混在一起吃功效是互相抵消的；还有些药是不能长期服用的；吃得多，吃得杂，又没有医生的科学指导，到头来胃病总是不见好，更甚者会使得病情变得更为复杂。

　　更有甚者，胃疼、胃胀能挺则挺，不吃药，不打针，全当是小毛病，直到挺不住了，或见消瘦、不能进食才想到应该上医院了。而此时溃疡反复形成瘢痕已导致了幽门口的狭窄或闭塞，或是胃黏膜已发生了癌变，周围见浸润。有些胃炎或胃溃疡仅在短短 2 个月内就可发生巨变，形成胃癌！所以我们日常生活中不能麻痹大意，肠胃不适一定要早检查、早治疗，防患于未然。遇到不寻常的状况一定要及时咨询医生，得到正确的诊断，只有在医生的指导下用药才是最明智的选择，满不在乎与自作聪明都是十分不可取的。

八、恶心呕吐
——警惕梗阻与上消化道出血

　　生活中我们往往因饮食不慎而出现恶心呕吐等症状，吐后心胸畅快，这可能是由于食积所致，并无大碍。然而有些老年患者腹胀腹痛不解，进食加重，反复出现恶心呕吐，就需要引起高度警惕了，这有可能是肠梗阻的征兆。

　　如何判断梗阻呢？首先是腹部有明显的饱胀感，进食加重，并随着时间的延续出现腹部疼痛，继而出现恶心呕吐，然而最重要的一点是无排气、排便。此时查看腹部，可见腹部饱满，隐约可见胃型或肠型，压痛明显。此时您再可不能把它当作胃病来治了，应赶快去医院进行详细的检查并给予及

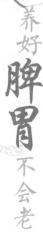

时的处理，否则延误治疗后果不堪设想。

观察呕吐物的颜色也很重要。如果呕吐出的胃内容物呈咖啡样，很有可能合并有上消化道出血；如果患者出现面色苍白、胸闷、心悸、头晕，伴冷汗等症状则进一步支持了上消化道出血的诊断，赶快去医院就诊是当务之急。

所以看到呕吐不能简单地一概而论，忽视了疾病的变化发展，全当是胃病区区小事的心态、没有对病情的细心观察，以及常识性的理解是很容易耽误疾病的诊治的。送给大家最好的建议还是发现问题首先要去医院检查，排除器质性疾病后才可对症调养。

中医学认为，恶心呕吐是脾胃功能失常的呐喊。正常情况下，食物往下走，胃气向下降，任何异常情况导致胃气不降反升，就会出现恶心呕吐的症状。而导致胃气不降的原因有很多，如脾胃气虚、胃热、胃寒、食积、情志等。这里要重点强调一下情志因素。有人可能会有这样的体会：一生气或者紧张的时候，就会有恶心想吐的感觉，这就是情志的作用了。中医学认为，这是肝气犯胃的典型症状，此类患者就要调节好自己的情绪，遇事尽量放松以缓解胃痉挛。

所以，养成良好的生活习惯对疾病的预防和恢复具有重要的指导意义。

1. 要注意饮食卫生，避免生冷不忌，饥饱无度，恣食厚味。病愈后仍需注意饮食调摄，啜温稀粥会加快脾胃功能的恢复。

2. 掌握诱发呕吐的常见原因和发病规律，尽量避免一切致病原因。只有养成良好的生活习惯，加上正确的生活指导，才能防病治病。

九、总是泛酸烧心

——胃气虚，肝气旺，治胃先调肝

泛酸、烧心的症状很多人都有过，人们大多认为这是饮食不当造成的，并不太在意。但如果这些症状频繁出现，以至于影响了您正常的生活，就是一种病理现象了。

中医学认为，烧心泛酸与肝有直接的关系。肝火过盛，以至犯胃会出现烧心、泛酸、恶心等胃气上逆的症状。就好像肝脏过于强盛以至于欺负胃腑，胃腑不能正常地向下而异常向上，故出现这些症状。如果只是功能性的烧心泛酸，临床辨证用药即可缓解，但有些器质性病变也可以出现泛酸烧心的症状。临床上比较常见的疾病如胃食管反流、食管裂孔疝、胃溃疡，甚至是胃癌，都可以出现烧心泛酸的症状。

从西医学的发病机理来讲，食管下端括约肌功能出现障碍；或胃的排空功能出现延缓；食管本身蠕动功能下降，不能迅速清除反流物；或是胃的一部分异常地突入胸腔，形成裂孔疝，天然的抗反流屏障遭受破坏等。在上述情况下均易发生胃食管反流，并出现泛酸烧心的症状。

胃溃疡的泛酸烧心症状多在空腹时出现，进食后可缓解。而胃食管反流病的泛酸、烧心、反胃、嗳气及胸骨后疼痛，症状多在饱食及饭后出现。食管裂孔疝的泛酸烧心症状也易发生在饭后，如果食后即卧，或弯腰做下蹲动作均可使症状明显加重。根据疝孔的类型及大小不同，症状有轻重的区别，且伴有明显的胸骨后疼痛不适，许多患者易将之与心绞痛混淆。

胃酸是导致泛酸烧心的首要因素。胃酸是人体壁细胞分泌的一种非常重要的物质，它能促进胰液、胆汁及肠液的分泌，且能利用它的强酸性杀灭食物及水中的细菌，是保证人体健康的重要防线。但当它分泌异常增多时则会损伤胃黏膜，使人体出现泛酸烧心等异常反应。所以胃酸是把双刃剑，它作为身体的卫士时，我们就应保护它、爱护它；而当它为害作乱的时候，我们就应该压制它、镇住它。

胃酸过多的人可以多吃碱性食物，如苏打饼干等。严重的胃酸过多，可用生姜和普洱茶一起煮，代茶饮。日常的饮食也要注意，以易消化的食物为主，避免进食过辣、过酸、过甜及刺激性食物；每餐不要吃得过饱，养成良好的饮食习惯；限烟酒，保持充足的睡眠、适度的运动及良好的生活习惯才是根本有效的方法。

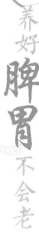

十、厌食与拒食要分开
——是谁动了我的奶酪

老年朋友们也许会经常暗自慨叹，身体大不如前了，饭量也没有以前好了。如果仅仅是食量减少，但仍有旺盛的食欲这也算不得什么。如果你真的发现食欲缺乏，身体消瘦，精神略显萎靡倒是应该引起足够的重视，为自己做做诊断。

是谁动了我的奶酪呢？年轻人的厌食症多是由于怕胖或心情低落而过分节食、拒食，或者体内激素不平衡等原因造成的消瘦、营养不良甚至拒绝维持最低体重的一种心理障碍性疾病。而老年人的厌食病因比较复杂，可能与天气变化、情志刺激、神经调节功能障碍及消化功能异常有关；再如全身性疾病及各种器官系统的疾病，如胃癌、其他肿瘤、慢性心衰、慢性支气管炎、贫血、尿毒症、老年性精神病等均可出现厌食的表现。

同样是不能吃饭，但厌食要与拒食分开。厌食首先是不愿吃饭，能吃但吃得很少，提不起食欲；或虽然想吃，但仅吃几口就觉得胃部饱胀不适而终止进食。而拒食者，虽有食欲，但食后即吐，直吐到胃内空无一物；或觉吞咽困难，进食哽噎不顺，有物如鲠在喉。若见拒食、消瘦，劝您尽早做胃镜检查以免延误病情。

如果老年人没有什么严重的器质性疾病或情绪、心理上的因素，但就是吃不下东西，医学上称为不明原因老人厌食症。这往往是因为老年人身体中缺乏脑内啡肽，使得食欲受到抑制，再加上胃的蠕动、消化能力减退、进食的体力衰减，都可能是引起老年人食欲缺乏的原因。

提高老人食欲多种多样，比如将蔬菜炖烂、剁碎，将水果捣成泥，添加酱汁、调味酱或奶油，可以让食物更容易吞咽。

此外，也可以从进食的环境来制造提高食欲的效果。经常变换食物种类，食物的整体色调可以红黄绿搭配为主，调味上也可多花点心思。盘子上放着热气腾腾、色泽诱人的食物，或在餐具、桌布上动脑筋搭配，来增加用餐气氛，加上浓浓的食物香味，都可以刺激内啡肽增加，引起吃东西的欲望。对于平素寡居，心情比较沮丧，并伴有压迫感、厌世等心理因素造成失去进食动机的老年人，可以试试多人共同进餐的方式，全家人聚在一起一同吃饭，营造一种温馨的用餐气氛，会改变老年人的心情，大大提高食欲，可能比良药更加有效。

中医学认为，厌食症的发生多与脾胃相关。胃以和为贵，脾以运为健，开胃运脾为治疗厌食症的基本法则。老年人脾胃多呈现衰败之势，由于脾气衰减，胃消磨食物功能也减退，整体代谢速度减慢，旧的食物还没有消化完，进食新的食物则更是困难，所以没有食欲是相当正常的。可以根据具体情况进行辨证：如果伴有浑身乏力、便溏的症状是脾虚的表现；如果伴有烧心、口干等症状则是胃阴不足的表现；如果怕凉则可能是脾胃虚寒的表现。有一些小偏方不妨一试：可用鸡内金熬水炖鸡汤口服，选用山药、沙参、玉竹、甘草等调味煮汤可起到药食同源的效果；脾胃气虚者可煮山药粥，先将党参、黄芪、白术、茯苓煎水，再以药汁加入粳米、山药熬粥，补运兼施，疗效非同凡响。

调理脾胃、固护胃气是中医养生一直遵循的法则，所以请守住您的"奶酪"，为脾胃加油！

十一、无休止的打嗝
——帮您解决嗳气的烦恼

嗳气俗称"打嗝"，是各种消化道疾病常见的症状之一。嗳气是胃中气体上出咽喉所发出的声响，其声长而缓，古代称为噫气。人们往往容易将嗳气与呃逆相混淆。其实二者是不同的，嗳气声音"嗝……嗝……"作响，沉

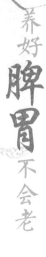

闷而悠长，间隔时间也较长，是气从胃中上逆；而呃逆声音"呃……呃……呃……"作响，尖锐而急促。但从中医来讲，嗳气和呃逆均为气机上逆、胃失和降的表现。西医多见于反流性食管炎、慢性胃炎、消化性溃疡和功能性消化不良等疾病。

中医学认为，嗳气的病机主要是各种原因导致的胃气上逆，治疗方面多针对病因，或疏肝，或补脾，或消食，并且加上降逆止呕的药物，如丁香、柿蒂等；除了药物还可以试试针灸、穴位按摩，如攒竹、膻中等。胃气上逆、打嗝不要轻视，要随时检查以防引起大的疾病；再是要注意不要生气。

十二、吞咽困难

——想吃饭为什么这么难

出现吞咽困难，你会联想到哪些疾病？你会及时去医院就诊么？通常所说的吞咽困难是指进食时胸骨后有堵胀感，食物不能顺利通过食管或食入即吐。正常人如果在情志郁怒或匆忙间吞咽大块食物，或进食黏腻食品（如年糕、地瓜、煮鸡蛋等）也可能发生吞咽困难的现象。如果这种现象经常发生就应引起高度重视，快快到医院就诊弄个明白吧！

临床上引起吞咽困难的疾病有很多，如食管癌、反流性食管炎、贲门失弛缓症及脑血管疾病等。食管癌常表现为吞咽困难并呈进行性发展，从进干食发噎发展到进软食、半流食困难，以至于进流食也困难，伴随而来的是身体的逐渐消瘦。反流性食管炎常见进食后胸骨后烧灼样疼痛，并伴有反流的症状，如反酸、反食、嗳气，以及胸痛、烧心等。贲门失弛缓症是食管下段括约肌弛缓障碍的一种疾病，几乎均有吞咽困难，进食每每需要饮用大量温水方能将食物送下，进餐时间明显延长；如遇精神紧张，吞咽困难还会加重，甚至出现反食。

吞咽困难中医学称之为"噎膈"。噎与膈有轻重之分，噎是吞咽不顺，食物哽噎而下；膈是胸膈阻塞，食物不能下咽或食入即吐。噎是膈的前驱症状，膈常由噎发展而成。

出现吞咽困难的症状，精神调理和生活调养是必不可少的。首先应保持精神愉快，积极配合检查，每一种症状的背后都可能隐藏着多种疾病，千万不要把问题想得狭隘了，要正确认识疾病的性质，树立同疾病做斗争的勇气和信心。其次，要保持规律的生活和饮食，不食刺激性或霉烂的食物，禁烟忌酒，不食过热或腌制类食品，鼓励患者多食新鲜水果及蔬菜。这都是缓解和稳定本病的关键。此外，还应坚持积极治疗并进行适当的体育锻炼，防止病情发展，有助于缓解症状及改善预后。

十三、经常性腹泻
——嗅味道就可辨虚实

偶尔的一次腹泻您可能会认为是吃东西没吃好，如果身体足够强壮的话，便过1~2次后症状就自然消失了。经常性的腹泻您也许更不会介意，这么多年都过来了，也没看到有什么不妥。除非腹泻伴有腹痛、发热、便血、呕吐，这回您恐怕要紧张了吧！

腹泻证分寒热虚实，您知道吗？通过分辨粪便的气味就能进行判断。如便质清稀如水，毫无气味，腹痛喜温喜按，此为虚证寒证；粪便黄褐而臭，臭如败卵，便中多夹有不消化食物，腹痛拒按，此为实证热证。闻闻味道就大概知道是什么原因的腹泻了，此时还要根据身体的实际情况选择治疗的方法。

腹泻分为急性与慢性两种。急性腹泻多伴有发热、呕吐，多见于饮食不当、食物中毒、急性传染病、过敏性疾病及化学药品中毒等。此时您需要补液、抗感染等对症治疗。不要小看补液，当剧烈的腹泻、呕吐之后，再加上进食差、发热等因素会损失大量的水分，轻者脱水，重者出现严重的离子紊乱。如尚能口服，可适当补充淡盐水；如果更严重者，静脉补液则是十分必要的。慢性腹泻病程较长，多在3个月以上。症状轻者，乃由急性腹泻未及时治愈而造成，且以胃肠性疾病为主。症状重者，每餐必泻，消瘦，久之可出现严重的营养不良。本病一年四季均可发生，但以夏秋两季较为多见，夏秋之际中医称之为长夏，脾气主之，泻为湿邪作祟，由此可知，泄泻为病在脾，脾虚则湿盛，故治泻重在调脾。

中医学认为，腹泻主要是由于湿盛与脾胃功能失调所致。运用中药调治首先要排除肠道肿瘤——长期腹泻，或伴腹痛、排便不畅、消瘦、大便色黑或有脓血，血象提示贫血。肠道肿瘤的报警症状一旦出现，应立即采取肠镜检查以免延治误治。如能排除肠道占位性病变，可以到中医大夫那里进行调养。中医辨证施治可针对不同病因，围绕脾虚进行治疗，常用的方剂有参苓白术散、四神丸等。

十四、便秘

——脾之过，莫放过

"排便之难难于上青天，便秘之苦苦不堪言"。那种"苦苦挣扎"最终还是败给便秘的经历是否还是你心中挥之不去的痛呢？战胜便秘的法宝不是什么"万灵的泻药"，而是抓住症结有目标地重拳出击。随着人们饮食结构的改变，食物越发精细，加之生活节奏快、精神压力大，而体育运动明显减少，致使便秘的发病率呈急剧上升趋势。

现代医学对于便秘的病因主要分为以下三种：一是慢传输型便秘，多见于年老体弱或育龄期女性。二是出口梗阻型便秘，这种便秘患者多伴有痔疮、肛窦炎、直肠炎等肛肠疾病，由于长期受慢性炎症刺激，形成肛门不完全性堵塞或狭窄，表现为"开门"困难；严重的病例，患者常常需要手动掏出粪石辅助排便。三是混合型便秘，兼具以上两种类型的特点。

中医学认为，导致便秘的原因有很多，肺、脾、肾功能异常都会出现便秘，但是生为后天之本，主司运化的脾在各种便秘中总是难辞其咎。中医对便秘的认识：肠道好像一条河流，粪便是河流里的小船；如果河流顺畅，则大便正常；各种原因导致小船在河流里搁浅，最后的表现就是便秘。小船在河中航行的动力源于气，脾为气血生化之源，当脾虚时小船的动力来源就减少了，运行速度也就降低，甚至停止，出现便秘，这种情况叫作"气虚便秘"，主要表现为排便无力，老年人、久病卧床的人多见。再如，河道的通畅与否与其平日的养护工作有关，肠道的濡润通利也是需要充足的血液供养的，因此血虚的人就会因肠失濡养而出现便秘，此时"气血生化之源"的脾便要承担主要责任，这种情况叫作"血虚便秘"，主要是便秘与血虚的表现同见。中医辨证施治，对于上述情况出现的便秘主要以补脾益气养血为主要原则，应用健脾益气、养血补脾的药物进行针对性的调理。

需要提醒大家注意的是，便秘不是只要吃泻药这样简单的。而"大便不通吃泻药"好像是个再浅显不过的道理，刚开始百用百灵，但不需多长时间，乱服泻药的恶果就开始显露出来了。首先是泻药强度不断升级，并且剂量在不断加大。再者，久用泻药肠道愈发干燥，便秘症状逐渐加重，最终肠镜下显示为结肠黑变病；有些患者以清肠的方法口服硫酸镁或甘露醇，结果造成严重的离子紊乱；还有患者多日未排便，自服峻下药物，不仅无排便，反而出现剧烈呕吐、腹痛等现象，结果经检查诊断为急性肠梗阻，严重者必须开腹手术治疗。所以即使是便秘，您也应首先了解一下自己属于哪种便秘，做到心中有数，对症下药，而不应不分青红皂白胡乱用些泻药了事。再"神"的通便灵药也会有不灵的时候，一定要找到便秘的原因，针对原因治疗，只有标本同治，才是战胜便秘的"必杀技"。

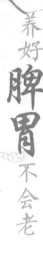

十五、黑便鲜血便

——莫要等闲视之

发现黑便、鲜血便往往提示胃肠道疾患，遇到此类情况您首先不要发慌，做好鉴别是关键。

如果大便成形，便质颜色发黑，而且您没有胃痛胃胀、腹痛腹胀等表现，首先请回想一下近期是否曾进食过动物血，或是服用过某些铁剂、碳片及含铁类较多的食物（如菠菜、茄子等），这些均可造成便潜血假阳性，故排除上述因素以后才能进一步确定黑便的来源。如大便颜色略显红色，您也应注意近日是否吃了较多的西瓜、西红柿等。因为上述食物如未能在胃肠道内彻底消化，容易与便血相混淆。

首先，大家可以放心的是，排成形便，且排便后无头晕心慌、胃痛不适等症状，即使为上消化道出血，也仅是少量出血，暂时不会有生命危险。然而，如果排出大量溏便，成柏油样，或排出大量鲜血便，并且患者表现为面色苍白、唇甲色淡，伴心慌气短、冷汗出等，往往提示大量出血，需紧急抢救并立即输血输液，否则延误抢救时机可能危及患者生命。

为什么说发现黑便、便血要特别引起注意呢？因为大约有10%的溃疡病并发出血者，平时并没有溃疡病常见的症状，出血前也没有明显征兆，而是突然以大出血为首发症状，入院检查才诊断为溃疡病并发出血。绝大多数平时有症状的溃疡病患者，往往对此重视不够，未经过任何检查，简单吃了一些药后，症状改善就很快停药；或因过度疲劳、饮食不当、精神紧张、气候变化，或服用某些药物（如感冒药及止痛药）等而诱发出血。出血前常伴有上腹疼痛加重、恶心等；出血后疼痛症状反而会明显减轻，甚至完全消失。此种症状好转的假象常误导患者，未能及时就医，造成治疗上的延误。而对于老年人来说，这个年龄正是胃癌、结肠癌的高发年龄段。由于老年人生理功能的改变，往往容易出现腹泻、便秘等症状，他们常常认为这种现象很平常而不加以重视，其实一旦出现排便习惯改变，便潜血阳性，伴消瘦、贫血则高度提示消化道肿瘤，进行胃镜肠镜检查就显得十分必要。这其中还蕴含着一个更深刻的道理，那就是胃肠道肿瘤的恶性程度往往要低于肝癌、胰腺癌等，故早期发现、早期手术治疗预后很好，能够明显延长生存期 5 年、10 年甚至 20 年。故奉劝大家不要讳疾忌医，早期发现、早期治疗具有重大意义。

此外，对于老年朋友来说，长期口服阿司匹林也是引起消化道出血的常见原因之一。许多患有冠心病、高血压、糖尿病的患者大都会在医生的建议下长期口服阿司匹林，以减少动脉硬化及粥样斑块的形成。然而如果您有胃肠道不适的症状就请慎用阿司匹林，或配合保护胃肠黏膜的药物一起服用。

消化道的健康要求我们养成良好的日常生活习惯，注意劳逸结合，调整情绪，避免过度的精神紧张和精神压力，特别是冬季应注意保暖，避免受寒。饮食方面，注意三餐定时定量，避免进食过酸、过甜、过硬、过辣的食物，不宜喝浓茶、咖啡或吃生冷、过热、易产气的食物。如果有吸烟、饮酒的习惯还应积极戒烟酒，因为烟酒中所含的物质对胃黏膜的损伤非常大。

第三章 脾病「察颜观色」早发现

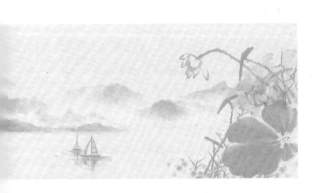

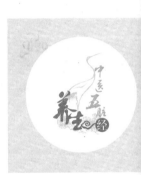

第四章

健脾养脾怎么吃？会吃才是硬道理

一、健脾"药"让脾知道

1.红枣、山药——脾虚患者的良药

脾胃虚弱的患者往往表现为胃脘部隐隐作痛,喜温喜手按,胀满不舒服,食后更严重,饮食减少,没有食欲,或者饥饿也不欲饮食,面色暗淡没有光泽,精神疲惫没有力气,容易拉肚子。这种情况下就应选取甘温平和、补中益气之品来健脾益气、和胃温中。下面介绍两种健脾的食物。

◉ 红枣——强健脾胃果

红枣又称大枣、干枣、灵枣、良枣。其味甘,性温,入脾、胃经,有补脾和胃、益气生津的作用。《神农本草经》记载大枣"主心腹邪气,安中养脾,助十二经。平胃气,通九窍,补心气、少津液、身中不足,和百药"。张锡纯也在《医学衷中参西录》中论红枣"津液浓厚滑润,最能滋养血脉,润泽肌肉,强健脾胃",可见其对红枣调补脾胃功用的肯定。正是因为红枣能"强健脾胃",从而实现了其"滋养血脉,润泽肌肉"的功能。脾胃强健,饮食物得到充分的消化,水谷精微得以吸收,则气血化生有源,五脏六腑、四肢百骸方能得以润养。

因此,凡是症状表现为形体瘦弱、神疲乏力、面色萎黄、饮食减少、大便溏薄或先干后溏的,都可以配合食用红枣。

红枣的吃法很多,可以水煮食,也可合粳米煮粥食用,或是和薏苡仁、山药等做羹食用。

但有一点需要注意:凡有痰湿、积滞、齿痛、虫病者,均不宜食枣。因为大枣含糖量很高,所以会腐蚀牙齿;而中医认为大枣会助湿壅滞,如果

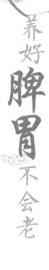

痰湿较盛，要少食用大枣。

① 参苓枣蜜饮

材料：党参、茯苓各10克，陈皮8克，红枣6枚，甘草5克，生姜5克，蜂蜜适量。

做法：将以上前6味洗净，放入锅中，加适量水，大火煮沸，改小火煎煮40分钟，去渣取汁，待药汁转温后兑入蜂蜜，搅匀即成。早晚分服。

功效：健脾益气，和胃温中。适用于脾胃虚弱，表现为食少乏力、大便溏薄者。

② 大枣黑木耳饮

材料：大枣10枚，黑木耳10克，陈皮5克，红糖适量。

做法：将黑木耳用水浸泡、发开、洗净。大枣洗净后去核。将黑木耳、陈皮、大枣放入砂锅中，加适量水，用大火煮开，改小火煨煮30分钟，放入红糖，稍煮片刻，待糖全部溶化后即成。早晚分服。

功效：健脾和胃，养血温中。适用于脾胃虚弱，表现为面白无华、饮食减少、倦怠乏力者。

③ 人参大枣粥

材料：人参粉5克，大枣10枚，粳米100克，冰糖适量。

做法：将大枣、粳米洗净，放入锅内，加入人参粉和水适量，先用大火煮沸后，再用小火煮至烂熟成粥，加入适量冰糖，搅匀备用。早晚分服。

功效：益气补中，健脾养胃。适用于脾胃虚弱，表现为气短乏力、食欲缺乏者。

山药——健脾补虚之猛将

提到健脾，山药是另一位猛将。山药又称山芋、山薯，是薯蓣科植物薯蓣的根茎。其味甘，性温，入肺、脾、肾经，有健脾补虚、滋精固肾、治诸虚百损、疗五劳七伤的作用。《神农本草经》记载："味甘，温，主伤中，补虚羸，除寒热邪气，补中益气力，长肌肉。久服耳目聪明，轻身不饥，延年。"清代医家陈修园说，山药气平入肺，味甘入脾，而脾统血，主四肢，脾气足则不饥，四肢轻健；肺主气，肺气充则轻身，气力倍增，是滋养补益的常用药。

山药含有的淀粉酶被誉为消化素，能分解蛋白质和碳水化合物，可维持机体的营养供应。

山药的鲜品可以炖煮食用，也可作为蔬菜烧炒，还可以煮烂作馅。其饮片可以煎榨取汁烹制食用。

① 山药陈皮红枣羹

材料：陈皮 10 克，山药 50 克，红枣 10 枚，白糖适量。

做法：将山药去皮洗净，切片，与陈皮、红枣同放入锅中，加适量水，小火煮成稀羹，加入少量白糖，调匀即成。上下午分服。

功效：健脾和胃。适用于脾胃气虚，表现为少气懒言、倦怠乏力、食少的人食用。

② 山药猪肉粥

材料：山药 50 克，猪里脊肉 60 克，粳米 100 克，精盐、植物油、川椒粉各适量。

做法：粳米洗净。山药去皮，洗净，切成片。将猪里脊肉洗净，切成小块，在锅中加入植物油炒至 5 成熟，加适量的水，与粳米、山药片一同煮成稀粥，粥将成时加入精盐、川椒粉，再煮一二沸即成。早晚分食。

功效：健脾养胃，益气和中。适用于脾胃气虚，表现为饮食减少、纳食不香等症状。

③ 炸山药

材料：鲜山药 500 克，豆腐皮 3 张。

做法：将山药洗净，削去皮，切成小块，用豆腐皮包裹，外浇以面糊，入温油锅炸至黄熟为度。佐餐食用。

功效：温胃健脾，消食和中。适用于脾胃虚寒所致的胃脘部隐隐作痛、喜温喜按、胀满不适、食后更甚等症状。

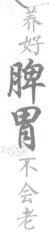

2. 白扁豆、薏苡仁——脾虚泄泻患者的"天然主食"

脾胃虚弱所导致的泄泻，是由于脾胃纳运无权，水谷不化，清浊不分而导致胃脘部隐隐作痛，或脘腹部胀满不舒；大便时溏时泄；完谷不化；而脾阳不升，运化失常则致饮食减少、食入难化、稍进食油腻之品即大便次数增多；除此之外，脾胃虚弱，气血不足可见患者面色萎黄、肢倦乏力、舌淡苔白、脉细弱等表现。治疗应以健脾益胃为主。

◉ 白扁豆——补脾化湿急先锋

白扁豆，味甘，性平，入脾、胃经，具有健脾和中、清暑化湿、止泻等功效。《本草纲目》中说白扁豆"止泄利，消暑，暖脾胃，除湿热，止消渴""白扁豆，脾之谷也，入太阴气分，透利三焦，能化清降浊，故专治中宫之病"。中宫即指脾胃。《滇南本草》说其"治脾胃虚弱，反胃冷吐，久泻不止，食积痞块，小儿疳疾"。所以白扁豆是一味治脾、补脾气的专药，治疗脾胃虚弱所致的饮食减少、反胃吐酸、呕恶反逆等。

① 白扁豆银耳山药羹

材料：白扁豆（干品）30 克，银耳 40 克，山药 100 克。

做法：将白扁豆拣杂洗净，晒干或烘干，研成细末，备用。银耳用温水泡发，洗净后切成丝。山药洗净后去皮，切成小丁，与银耳丝同放入砂锅，加清水适量，大火煮沸后，用小火煨煮 30 分钟，调入白扁豆细末，拌和均匀，继续煨煮 20 分钟，煮至黏稠成羹即可饮用。早晚 2 次分服。

功效：健脾和胃，养阴生津。适用于脾胃虚弱所致的倦怠乏力、大便溏薄、食少，以及胃阴不足所致的口干咽燥、胃中灼痛等症状。

② 香菇烩白扁豆

材料：香菇 30 克，鲜白扁豆 120 克，冬笋片 25 克，葱、姜、精盐、味精、植物油适量。

做法：将香菇用温水浸泡发开，择洗干净，撕开。冬笋片洗净，切丝。新鲜白扁豆择洗干净，切成两段，入沸水锅焯一下，捞出沥干水分，晾凉，待用。炒锅置火上，加植物油烧至6成熟，投入葱花、姜末煸炒炝锅，出香味即下香菇丝、冬笋片、白扁豆，急火翻炒至扁豆熟烂，加鲜汤味精、精盐，炒均匀即成。佐餐食用，当日吃完。

功效：健脾和中，通利胃肠，消食化积。适用于脾胃虚弱所致的消化不良、腹泻等症状。

③ 白扁豆胡萝卜粥

材料：胡萝卜、白扁豆各60克，粳米100克。

制法：先将白扁豆水浸泡涨，胡萝卜洗净切丝，粳米淘洗干净，然后一起放入锅内，加水1000毫升煮粥，粥熟即可趁热食用。早晚分服。

功效：健脾和胃，理气消积。适用于脾胃虚弱所致的食少呕逆、腹泻等症。

◉ 薏苡仁——益脾肺、利湿热的良药

薏苡仁，又名米仁、苡仁，性微寒，味甘淡，入脾、胃、肾经，具有健脾补肺、清热利湿的功效。明代缪希雍曾在《本草经疏》中这样阐述薏苡仁健脾的机理，他说："湿邪去则脾胃安，脾胃安则中焦治，中焦治则能营乎四肢，而通利乎血脉也。甘以益脾，燥以除湿，脾实则肿消，脾强则能食。自足则以上诸症不求其愈而自愈矣。"《名医别录》中记载，"苡仁除筋骨中的邪气不仁，利肠胃，消水肿，令人能食"。可见其健脾化湿的功效。对于脾虚引起的泄泻、食欲缺乏、便溏、湿痹、筋脉拘挛、屈伸不利等均有一定的疗效。

作为中药的薏苡仁，服用方法同大多数的中药一样为水煎取汁服用，而薏苡仁又是常食的药膳，可以煮粥或是做羹食用。

① 茯苓赤小豆薏苡仁粥

材料：白茯苓粉20克，赤小豆50克，薏苡仁100克，白糖适量。

做法：先将赤小豆浸泡半日，与薏苡仁共煮粥，赤小豆煮烂后，加茯

第四章　健脾养脾怎么吃？会吃才是硬道理

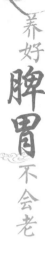

苓粉再煮成粥，加白糖少许。作为主食食用，当日吃完。

功效：健脾祛湿，清热解毒。适用于脾虚湿盛所致的腹泻。

② 薏苡莲子羹

材料：薏苡仁 30 克，莲子 20 克，淀粉适量。

做法：将薏苡仁、莲子分别拣杂洗净，同放入砂锅，加足量水浸泡 30 分钟，用大火煮沸，改用小火煨煮 1 小时，待莲子、薏苡仁熟烂后，用湿淀粉勾芡成羹。随餐服用，早晚 2 次分服。

功效：益气健脾，和中开胃。适用于脾胃虚弱所致的食欲缺乏、倦怠乏力、大便溏薄者。

③ 参芪薏苡粥

材料：党参 10 克，薏苡仁 120 克，黄芪 20 克，生姜 10 克，大枣 10 枚。

做法：将党参、黄芪、大枣洗净，用冷水浸泡 1 小时，然后将薏苡仁洗净放入锅内，加足量的水，用武火烧沸，下入洗净拍破的生姜，改用文火煨煮，至薏苡仁熟烂即成。作为主食食用，每日 1 次。

功效：补中益气，健脾除湿。适用于脾胃气虚所致的食欲缺乏、反胃、倦怠乏力、大便溏薄等症状。

3. 莲子——补脾、补肾、补心三效合一

莲子肉，又称石莲子、甜石莲，性平，味甘涩，入心、脾、肾经，具有补脾益肾、养心涩肠的作用。凡是脾虚泄泻、胃虚呕恶、食欲缺乏等均可使用。

莲子除了入药作煎剂外，也是常见的滋补品，更可做汤、煮粥、调羹食用。

① 莲子炖乌鸡

材料：莲子 20 克，白果 10 克，乌骨鸡 1 只（约 500 克），生姜、胡椒、葱、精盐适量。

做法：将乌骨鸡去毛及内脏洗净，白果、莲子研粗末入鸡腹内，加生

姜、胡椒、葱、精盐等调料和适量的清水炖至烂熟，即可食用。作为佐餐，每日1次。

功效：补益脾肾，止带。适用于元气虚惫、乏力、多汗等脾肾不足证。

② 莲子红枣桂圆羹

材料：莲子50克，红枣20克，桂圆20克，冰糖适量。

做法：将莲子去心，与桂圆、红枣一起放入锅内加水适量，放入冰糖，炖至莲子熟烂即可食用。每日1次。

功效：补血养心，健脾安神。适用于心脾两虚所致的头晕眼花、神疲乏力、心悸怔忡、失眠多梦等症。

③ 莲子苡芡炖猪肚

材料：莲子、薏苡仁、芡实各15克，猪肚150克，瘦猪肉50克，生姜片3片，盐、味精适量。

做法：先将猪肚洗净，切成条状。瘦猪肉洗净后切成块。其他3味用热水浸透。将所有用料置于砂锅内，加入750毫升水，大火炖之，水烧开后，用小火炖约3小时，加入盐、味精调味，喝汤吃肉。佐餐食用。

功效：补益脾胃，涩精益肾。适用于遗精以及脾胃虚弱诸症。孕妇慎用。

4.香蕉、芒果——便秘患者的"水果大餐"

◉ 香蕉

香蕉，性寒，味甘，入肺、大肠经。李时珍称其为"甘蕉"，他说："其肉甜如蜜，四五枚可饱人，而滋味常在牙齿间，故名甘蕉。"

香蕉治疗便秘众所周知。香蕉为性寒、味甘之品，寒能清肠热，甘能润肠通便，常用于治大便秘结之症，是习惯性便秘患者的良好食疗果品。香蕉所含的5-羟色胺可使胃酸的浓度降低，故对于一些药物诱发的胃溃疡有

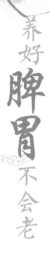

预防和治疗作用，是常见的胃肠保健水果。

◉ 芒果

芒果性凉，味甘酸，入肺、脾、胃经，有益胃止呕，解渴利尿的功效。其果实营养价值极高，除了含有糖、蛋白质及钙、磷、铁等人体必需的营养成分外，还有丰富的维生素 A、维生素 C。

芒果中含有大量的纤维，可以促进排便，对于防治便秘具有一定的好处。

芒果的果汁能增强胃肠蠕动，使粪便在结肠内停留时间变短，因此对防治结肠癌很有裨益。

芒果烧鸡柳

材料：青芒果 250 克，鸡肉 500 克，番茄、洋葱适量，植物油、生粉、胡椒粉、生抽、白糖各少许。

做法：将芒果洗净，去皮切片。洋葱和番茄洗净，切成块。鸡肉洗净，切成块放入碗内，加入白糖、生抽、胡椒粉、精盐腌制 10 分钟，再加入生粉拌匀。将锅内加入植物油烧热，投入洋葱，炒出香味时，放入鸡肉炒匀，倒入芒果、番茄，注入适量清水，然后用勺轻轻搅几下，待熟后出锅，倒入碗内即成。佐餐食用。

功效：补脾胃，益气血，生津液。适用于脾胃虚弱、食欲缺乏、气血亏虚、咽干口渴等病症。

5. 苹果、杨梅——腹泻时可以进食的"开心果"

◉ 苹果

俗话说"饭后一苹果，老汉赛小伙"。苹果又称频婆，酸甜可口，营养丰富，不仅是老少皆宜的水果，而且食疗效果极佳。其味甘酸，性平，入心、脾、胃、大肠经。甘酸能化生阴津，因此吃苹果有生津止渴的作用，可用于治疗胃阴不足而致的口渴烦躁、津伤口干等症状。慢性胃炎见胃中胀气不适、口中发干、舌红少津者，可于饭后吃点苹果。因其性平而气味芳香，所以可以开胃、健脾和胃。脾胃虚弱所致的纳呆、倦怠者，可以苹果为零食。

鞣酸、果酸等成分具有很好的收敛作用，能减少肠道分泌而使大便内水分减少。而果胶、纤维素有吸收细菌和毒素的作用，可抑制和消除细菌毒素，从而起到止泻的作用。适用于单纯腹泻、神经性结肠炎及小儿腹泻等。对于慢性腹泻、神经性结肠炎患者，用苹果干粉 15 克空腹时温水调服，每日 2～3 次，效果明显。治疗小儿腹泻，可将苹果用开水洗净，削皮，隔水蒸熟，捣烂成泥，每日 4 次，每次约 100 克喂于患儿（1 岁以下婴儿每次约 50 克），在此期间不吃其他食物，待症状好转后可减少吃苹果泥的量，而适当增加牛奶酪。

纤维素又可促进肠道的蠕动，从而使大便畅解，对于便秘者来说，再加上苹果的有机酸成分，刺激肠壁，增进肠蠕动，故可解除便秘的痛苦。有些人胃肠功能紊乱，大便不正常，有时稀溏，有时又艰涩不畅，这类人群每天吃点苹果会收到意想不到的效果。

◉ 杨梅

杨梅是我国特产的水果之一，素有"初疑一颗值千金"之美誉，在江浙一带，又有"杨梅赛荔枝"之说。杨梅果实色泽鲜艳，汁液多，甜酸适口，营养价值高。从中医角度来看，杨梅味甘而酸，性温，入肺、胃经，具有生津止渴、和胃消食、健脾止泻、行气止痛的功效，可助治慢性痢疾、腹痛、吐泻、头痛等症，对消食解酒、止渴更有效。李时珍在《本草纲目》中说过，杨梅可"止渴，和五脏，能涤肠胃，除烦愦恶气"。而杨梅用少量的盐或糖腌制后含咽，更可增强其生津止渴的功效。

脘腹胀满者，可将用盐腌制过的杨梅数枚用开水泡服。杨梅浸酒食用可开胃消食、涩肠止痢。杨梅配合辛辣的白酒，能促进消化，加强气血的

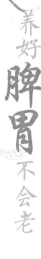
和通，因此可缓解消化不良、食少纳呆、腹泻等症状。具体做法是：准备熟杨梅 500 克，高粱酒 1000 毫升。将新鲜的熟杨梅洗净沥去水，晾干，浸于 50 ~ 60 度的高粱酒中，酒量以浸没杨梅为度，密封 20 余天后即可饮用。睡前服用，每次约 15 毫升。

6. 橘子、白萝卜——胃痛胃胀的"克星"

◉ 橘子

橘子入肺、胃经，具有开胃理气、止咳润肺、生津的功能。橘子理气开胃，可治疗脾胃气滞、胸腹胀闷、少食呕逆等，食之可以生津；对于胃阴不足而出现的胃中隐痛，或嘈杂似饥、口干食少、大便干结者有辅助食疗作用。

橘皮味辛，性温，有理气调中、燥湿化痰等功用，中药处方名叫陈皮。《本草大纲》中说陈皮"同补药则补，同泻药则泻，同升药则升，同降药则降"，是在方药配伍中常用的中药，也是治疗胃病的良药。对胸腹胀满、不思饮食、呕吐哕逆者可用 10 克干橘皮泡水代茶饮。李时珍在《本草纲目》中说橘皮能治疗"呕哕反胃嘈杂，时吐清水痰病"。其描述的适应证类似于现代的慢性胃炎、胃溃疡、胃癌等。橘子含糖量高，热量较大，要是一次食用过多，就会"上火"，促发口腔炎、牙周炎等症，故不宜多吃。橘子还含有大量的胡萝卜素，要是一次进食过量或近期持续摄入过多，血液中胡萝卜素浓度过高，就会导致皮肤发黄。每天建议吃橘子不宜超过 3 个。

◉ 白萝卜

白萝卜味辛甘，性凉，有下气消食、除痰润肺、解毒生津、和中止咳、利大小便等作用，可以治疗或辅助治疗多种疾病，有一定的药用价值，正如《本草纲目》所说"蔬中最有利者"。

食积腹胀，消化不良，胃纳欠佳，可以用生白萝卜捣汁饮用；便秘者，可以煮食。

萝卜的营养成分虽然多但含量不高，然而其所含淀粉酶和粗纤维，能促进食物中的淀粉消化，增强食欲，防治胃肠道食物积滞与胀气。萝卜所含成分固然有利于人体保健，但却会因高温而受到不同程度的损耗，因此烹饪萝卜时间不宜太长。如若生吃萝卜或做成泡菜，其所含上述物质将能发挥更好效用。

然而白萝卜不适合脾胃虚弱者食用，如泄泻者，应慎食或少食；还需值得注意的是：在服用参类滋补药如人参、西洋参等，忌食本品，以免影响疗效。

① 萝卜炖羊肉

材料：白萝卜500克，羊肉250克，酱油、白糖、葱、姜、大料、植物油、料酒、盐、味精各适量。

做法：将羊肉洗净，切成小块，用热水焯一下捞出，沥水备用。将萝卜切块，用热水焯一下，沥水备用。铁锅内放适量的油，油热至7成时，放入白糖，不断地搅拌至糖冒泡时放肉翻炒，待肉均匀上色后，放入酱油，同时放葱段、姜片、大料，盖锅盖炖5分钟后放入温水，用大火炖开后，放料酒，改为文火炖，待肉6成熟时，将萝卜倒锅内，放盐，将肉和萝卜炖烂熟时，放味精出锅装碗即可食用。佐餐服用。

功效：温中开胃。适用于脾胃虚弱，表现为饮食减少、消化不良等症状者食用。

② 生姜萝卜饼

材料：生姜10克，白萝卜250克，面粉300克，猪肉100克，葱、豆油、食盐适量。

做法：将萝卜洗净切成细丝，用豆油炒至5成熟待用。将肉剁成肉泥，加入萝卜丝、生姜末、葱花、食盐调成馅。将面粉加清水适量和成面团，并分成若干小团。将面团擀成薄饼，包入备好的馅料，制成夹心小饼，放入锅内烙熟即成。每日1次，每次吃2~3个小饼。

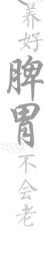

功效：健脾消滞，理气开胃。适用于脾胃虚弱，表现为消化不良、饮食减少、嗳气等症状者食用。

③ 萝卜豆腐汤

材料：萝卜400克，豆腐250克，盐、味精、大葱、姜、胡椒粉、植物油各适量。

做法：把萝卜洗净，去皮，切片，放入沸水锅中焯一下，捞出投入冷水中。把豆腐切成粗条。炒锅加油烧热，放入葱、姜炝锅，随即添汤，放萝卜丝、豆腐条，用旺火烧沸，待萝卜已熟透，加入精盐、味精，小火炖烧至入味，出锅装入汤碗里，撒上胡椒粉即成。佐餐食用。

功效：理气健脾。适用于脾胃气滞型，表现为食少纳呆、消化不良、食后胀满等症状者食用。

7. 番茄、山楂、无花果——健脾开胃，消食化滞

◎ 番茄

番茄，又名西红柿、火柿子，因其味道酸甜，口感极佳，所以既是常用蔬菜，又是人们喜爱的瓜果。番茄有开胃消食的功效，正如《陆川本草》中所说番茄能"生津止渴，健胃消食，治口渴、食欲缺乏"。

说其开胃消食，这与它所含的成分是分不开的。番茄中含有的柠檬酸、苹果酸等有机酸，有增加胃酸浓度、帮助消化、调整胃肠功能等作用。番茄素对多种细菌有抑制作用，同时也具有帮助消化的功能，故对各种因胃酸缺乏而导致的胃热口苦、食欲缺乏等均有辅助治疗作用。不过也正因为这个原因，胃酸过多的人不宜多食。

① 牛奶西红柿羹

材料：鲜牛奶200毫升，西红柿250克，鲜鸡蛋2枚，白糖适量。

做法：先将西红柿洗净，切块待用。淀粉用鲜牛奶调成汁。鸡蛋煎成

荷包蛋待用。鲜牛奶煮沸，加入西红柿、荷包蛋煮片刻，然后加入白糖调匀即成。佐餐食用。

功效：健脾和胃，补中益气。适用于年老体弱、脾胃虚弱者食之。

② 西红柿炒肉片

材料：精肉、西红柿各200克，葱、姜、蒜、味精适量。

做法：先将肉切成薄片，西红柿切成块状。炒锅放油50毫升，上火烧至七成热，先下肉片、葱、姜、蒜煸炒，待肉片发白时，再下西红柿、盐略炒，锅内加汤适量，稍闷煮片刻，起锅时再加味精少许，搅匀即可。佐餐食用。

功效：健胃消食，补中益气。对于脾胃不和、食欲缺乏患者尤为适宜。

③ 西红柿炒山药

材料：西红柿200克，山药200克，花生油、香油、酱油、盐适量。

做法：西红柿、山药去皮切片。热锅中加适量花生油，再加花生油量1/3的香油，油热后入西红柿炒至半熟，放入山药片，不停翻炒，熟时加盐、酱油调味出锅。佐餐食用。

功效：健脾和胃，消食化滞。适用于脾胃虚弱所致的食欲缺乏、脘腹胀满等症状者食用。

◉ 山楂

山楂，又名山里红、酸楂、红果，味酸甘，性微温，入脾、胃、肝经，有健胃消食、活血化瘀的功效。山楂历来用于健脾胃，消食积，尤长于治油腻肉积所致的消化不良、腹泻腹胀等。近代研究证明，食山楂后能增加胃中酶类物质，促进消化；其所含脂肪酶亦能促进脂肪食物的消化。因此，炖肉时放些山楂，不仅可使肉更易熟烂，也有利于消化。

近代医家张锡纯对山楂的功效说得更为具体，他说："山楂味至酸微甘，性平，善入血分，为化瘀血的要药。其味酸而甘，能补助胃中酸汁，故能消化饮食积聚，以治肉积尤效；且入气分以开气郁痰积，疗心腹疼痛。若以甘

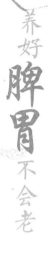

药佐之，化瘀血而不伤新血，开郁气而不能伤正气，其性尤为和平也。"

《随息居饮食谱》记载："多食耗气，损齿，易饥，空腹及羸弱人或虚病后忌之。"可见，山楂不能过食。另外，使用人参等补药时，不宜多吃山楂及其制品，以防破气。

① 徐长卿山楂茶

材料：徐长卿 10 克，山楂 15 克。

做法：将徐长卿研末，山楂切片，同放入大杯中，用刚煮沸的开水冲泡，加盖焖 10 分钟即成。代茶饮，频频服用，一般可连续冲泡 3~5 次。

功效：活血化瘀，行气止痛。适用于气滞血瘀所致的胃痛患者，凡脘胁胀痛、嗳气频作、消化不良的慢性胃病患者皆可服用此茶。

② 山楂炖猪肚

材料：山楂 20 克，猪肚 500 克，料酒、姜、葱、胡椒粉、盐适量。

做法：将山楂洗净切片，猪肚洗净切块，葱切段备用。将猪肚、山楂、姜、葱、料酒同放入砂锅内，加水适量，放入盐，置武火烧沸，去浮沫，再用文火煮 1 小时，加入胡椒粉搅匀即成。每日 1 次，既可佐餐又可单食。

功效：补中益气，和胃润肺，消积化滞。适宜于消化不良、食欲缺乏等症状者食用。

③ 山楂炒肉片

材料：山楂 10 个，五花肉 400 克，淀粉适量，面粉少许，盐、冰糖、料酒、植物油和水适量。

做法：山楂洗净，去籽。准备 1 碗清水，放 1 小勺盐，把去过籽的山楂放盐水里浸泡 10 分钟，锅里放少量清水，放入泡过盐水的山楂和适量冰糖，大火煮开后改为小火，待山楂酥烂、汤汁变得黏稠时即可。把肉洗净，切片，加料酒和少量盐腌制一下，在肉片里放入 1 勺淀粉和 1 勺面粉，加适量清水搅拌均匀。锅里放适量油，把肉片放入煎一下，至两面金黄即可。在锅里放入山楂煮好的糊翻炒几下，加入少量盐及煎好的肉片，翻炒均匀即可出锅。佐餐食用。

功效：消食化积。适用于食欲缺乏、脘腹胀满等症状者食用。

◉ 无花果

无花果，味甘，性平，入脾、大肠经，有健脾开胃、清热生津、解毒消肿等功效。可以用来治疗肠炎、痢疾、便秘等。

无花果果实中有 18 种氨基酸，其中有 8 种是人体的必需氨基酸，同时又有极高的药用价值。它的果实中含有大量的果胶和纤维素，果实吸水膨胀后，能吸附多种化学物质。所以食用无花果后，能使肠道中各种有害物质被吸附，然后排出体外，能净化肠道、促进有益菌增殖、迅速排出有害物质。因此在便秘时，可用作食物性轻泻剂。无花果含有丰富的蛋白质分解酶、酯酶、淀粉酶和氧化酶等酶类，能促进蛋白质、淀粉等的分解，帮助人体消化食物，增进食欲。所以，当人们多食了富含蛋白质的荤食后，以无花果作为饭后的水果，有帮助消化的作用。

① 无花果三仁粥

材料：无花果 30 克，柏子仁 15 克，松子仁 15 克，郁李仁 15 克，粳米 100 克。

做法：先将采摘的新鲜无花果择洗干净，切成片，备用。将郁李仁拣杂，洗净，晾干后敲碎，入锅加水煎煮 20 分钟，弃渣取汁备用。柏子仁、松子仁压碎后，与淘净的粳米同放入砂锅，加水适量，大火煮沸，兑入郁李仁煎汁及无花果片或碎末，改用小火煨煮成稠粥。早晚 2 次分服。

功效：养阴润肠，通便。适用于阴虚血少、便秘者食用。

② 无花果粥

材料：无花果 50 克，粳米 100 克，冰糖适量。

做法：将无花果洗净切碎备用。粳米洗净，加水煮粥，待粥煮至浓稠时，放入无花果和冰糖适量，煮 30 分钟，趁热食之。早晚 2 次分服。

功效：健脾益气，养血通乳。适用于产后气虚血亏以致乳汁不下或无

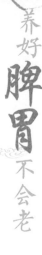

乳，且伴有面色苍白、气短自汗、乏力怠惰、食欲缺乏等症状者食用。

8. 羊肉——大补气血，久病之后更相宜

羊肉，性温，味甘，其肉质细嫩，味道鲜美，含有丰富的营养，是我国人们主要食用的肉类之一，也是适宜于冬季进补的佳品。中医学认为，它能助元阳，补精血，疗肺虚，益劳损，暖中胃，是一种优良的温补强壮剂。《本草从新》中说，它能"补虚劳，益气力，壮阳道，开胃健力"。金代李杲说："羊肉有形之物，能补有形肌肉之气。故曰补可去弱。"

羊肉可以温补脾胃，用于治疗脾胃虚寒所致的反胃、身体瘦弱、畏寒等症；温补肝肾，用于治疗肾阳虚所致的腰膝酸软冷痛、阳痿等症；补血温经，用于产后血虚经寒所致的腹冷痛。

羊肉还可增加消化酶，保护胃壁，利于消化。因此多吃羊肉能提高身体免疫力，民间有"要想长寿，常吃羊肉"的说法。

① 栗子炖羊肉

材料：羊肉 300 克，栗子 50 克，枸杞子 10 克，盐、味精适量。

做法：羊肉洗净切块，栗子去皮取肉洗净。将羊肉放入开水中焯一会，捞出洗净沥干。锅内加适量水，放入羊肉块，武火烧开，文火煮至半熟，加入栗子和枸杞子煮至肉熟，加盐、味精调味即可。佐餐服用，早晚 2 次分服。

功效：补肾温阳，养胃健脾。适用于脾胃虚弱表现为神疲乏力、面色萎黄、食少倦怠者，及肾阳不足表现为腰膝酸软无力等症状者食用。

② 羊肉炖胡萝卜

材料：羊肉 500 克，胡萝卜 100 克，料酒、葱、姜、盐、味精、植物油各适量。

做法：将羊肉洗净，切成块。胡萝卜洗净，去皮，切成块状。姜洗净，拍碎。葱洗净切成段。将羊肉放入开水中焯一会，捞起沥干。将锅内放入植

物油，用武火将羊肉块炒至颜色转白，将胡萝卜及其他调味料一起放入锅内，加水，以没过羊肉和胡萝卜为度，武火煮开，改文火煮约 1 小时后熄火，加入味精调味即可起锅。佐餐服用，早晚 2 次分服。

功效：补虚弱，益气血，预防手脚冰冷，助消化，止咳。

③枸杞山药炖羊肉

材料：羊肉 500 克，山药 100 克，枸杞子 25 克，姜、盐、味精适量。

做法：将羊肉切块，山药洗净后切块，将羊肉、山药、枸杞子、姜片一同放入砂锅中炖煮 2 小时左右，出锅时加入盐和味精调味即成。佐餐服用，早晚 2 次分服。

功效：补肾温阳。适用于肾阳不足表现为腰膝酸软无力、四肢冰冷等症状者食用。

二、脾胃病患者的私房菜

1. 气滞食积胃胀痛，萝卜山楂打天下

气滞多由情志失调所导致，表现为胃部疼痛且胀满不舒，痛时牵引后背及胁肋部，嗳气频作，情绪不良时则疼痛加剧。饮食方面，需要食用些疏肝理气和胃之品。食积多因饮食无度、饱餐过量、暴饮暴食、过食生冷油腻，或进食馊腐不洁之物等导致的消化不良、脘腹胀痛、嗳气厌食、泛呕酸腐或吐出未消化的食物、腹泻等。宜吃山楂、萝卜等消食导滞、和胃降逆的食物。

①萝卜山药鸡肫汤

材料：白萝卜 200 克，鲜山药 120 克，鸡肫带鸡内金 1 个，盐、味精适量。

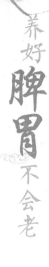
做法：将原料洗净，萝卜、鸡肫切成小块，鲜山药去皮切成小块。将鸡肫放入砂锅中，加入清汤，用小火炖煮 40 分钟，加入萝卜块、山药块，并放入盐，用小火炖煮 20 分钟，加味精调味即可。佐餐食用。

功效：健脾开胃，消食化积。适用于脾胃虚弱所致的食后脘腹胀满等。

② 萝卜丝饼

材料：白萝卜 200 克，面粉 300 克，植物油、精盐、味精、葱花、姜末、麻油各适量。

做法：将白萝卜洗净，切碎，加适量精盐、味精拌匀，稍腌渍片刻，挤去腌渍汁液，盛入大碗中，加入适量的麻油，与葱花、姜末调成馅料备用。将面粉放入盆内，加入适量的水和成面团，并擀成大饼。在大饼上倒入少量植物油，涂抹均匀。把制好的馅料均匀涂在大饼上，将大饼包裹馅料卷成条状，切成 5 厘米长的小段，再将每个小段轻轻揉成小团并微压展平，逐个放入平底油锅中，小火煎至两面金黄熟透即成。当点心吃，2 天吃完。

功效：益气升阳，疏肝和胃。适用于嗳气、胃气上逆、时有泛酸、胃脘胀痛者。

③ 萝卜粥

材料：鲜萝卜 250 克，粳米 100 克。

做法：将萝卜洗净切片，粳米淘洗干净，加水适量，将两者共煮为粥。可作早晚餐主食服用。

功效：消食补中。适用于消化不良所致的食积饱胀、胸膈满闷等症的患者食用。

④ 三仙粥

材料：麦芽、神曲、山楂各 10 克，白术 8 克，粳米 50 克，砂糖适量。

做法：先将上 4 味药放入砂锅煎取浓汁，去渣，加入粳米、砂糖煮粥。作为主食服用。

功效：健脾开胃，消食和中。适用于脾胃虚弱，运化不及而致的不思饮食、消化不良、乳食不消、脘腹胀满、腹痛腹泻等病症的患者食用。

⑤ 山楂蛋糕

材料：山楂糕 1000 克，鸡蛋 1000 克，白糖 500 克，熟面粉 500 克。

做法：将山楂糕切成小粒。把鸡蛋打成糊状，加入白糖搅匀，然后把熟面粉放入糊内搅匀，把搅匀的蛋糊倒入蒸糕木格中，并在蛋糊上散山楂糕小粒，上笼蒸 25 分钟取下，将糕倒出即成。佐餐食用。

功效：健脾开胃。适用于食欲缺乏、消化不良、脘腹胀满的患者食用。

⑥ 番茄木耳炒鸡蛋

材料：番茄 300 克，鸡蛋 2 个，黑木耳、油、盐、味精适量。

做法：番茄洗净去蒂，切小块。鸡蛋加少量盐打散。黑木耳用水泡发，洗净，撕成丝。锅中油热后，倒入打散的蛋液，待稍凝固后，将鸡蛋划散，翻炒一会儿盛出。锅中重新倒油，将番茄倒入翻炒，放适量盐，待番茄稍变软后，放入木耳，翻炒片刻后加入鸡蛋，并加味精调味即成。佐餐食用。

功效：消食导滞。适用于消化不良、厌食等症状者食用。

2. 脾胃虚寒兼胃痛，羊肉山药元气足

脾胃虚寒多由脾气虚发展而来，常表现为上腹部隐隐作痛，痛时喜按，得温痛减，遇凉痛甚，大便溏薄。由于脾气虚弱，运化无力，故多食则脘腹胀满、大便溏薄；胃中有寒，故胃脘冷痛、喜温热饮食；又因脾阳不振，还可见四肢不温、倦怠乏力、舌淡苔白、脉细弱无力等。因此多可选用羊肉、山药等食材以温补脾阳、健胃和中。

① 当归生姜羊肉汤

材料：羊肉 250 克，当归 30 克，生姜 15 克。

做法：羊肉切块，与当归和生姜加水煮至羊肉烂熟，去滓取汁服。早晚分服。

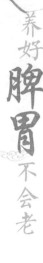

功效：温中补虚。适用于脾胃虚寒之里急腹痛、胁痛，或气血不足、中阳不振之证。

② 补中羊肉粥

材料：羊肉250克，大米180克，食盐、生姜、花椒适量。

做法：羊肉切成小块，与大米加水煮成粥，酌加食盐、生姜、花椒调味食用。可分作2～3次食用。

功效：温中补虚，健脾益胃。用于脾胃虚弱之食欲缺乏或虚寒呕逆。

③ 羊肉羹

材料：羊肉500克，萝卜300克，陈皮、生姜、高良姜、胡椒、葱白、盐适量。

做法：将羊肉切成小块，入沸水中焯片刻捞出；萝卜洗净切成小块；陈皮、高良姜装入洁净纱布袋并扎好口；胡椒、生姜拍碎，葱白切成段。将羊肉块、萝卜、药布袋、胡椒及姜、葱放入砂锅中，加水，先用武火烧沸，撇去上沫，改文火煨2～3小时，以羊肉熟烂为度，捞出药袋、姜、葱，稍加盐调味即可。佐餐或单食均可。

功效：温中补虚，散寒止痛。适用于脾胃虚寒之食欲缺乏、脘腹冷痛者食用。

④ 芝麻炒山药

材料：山药250克，芝麻、干辣椒、植物油、盐、鸡精、芝麻适量。

做法：山药切段用开水焯一下，后放入冷水中泡一会儿。将切好的干辣椒放入油锅爆香，放入山药大火炒，放入少量水，同时放入盐、鸡精、芝麻，炒匀焖一下即可。佐餐食用。

功效：健脾益胃。适用于脾胃虚弱、食少体倦、泄泻等病症者食用。

⑤ 山药排骨汤

材料：猪大排500克，山药1根，胡萝卜100克，枸杞子适量，油少许，食盐适量，姜5克，白醋少许。

做法：排骨斩成段，用清水冲洗干净。热锅下少许油，油热后下姜片爆锅，下入排骨段，炒至变色，加入足量的清水，大火烧开后，滴几滴白醋，转小火煲90分钟左右。胡萝卜、山药去皮洗净切块，加入排骨汤里，大火烧开，再小火煲至胡萝卜、山药熟烂，加盐调味，撒入枸杞子，再煮5分钟即可。佐餐服用。

功效：补脾和胃。适用于脾胃虚弱所致的脘腹胀满、大便溏薄等症者食用。

⑥青萝卜山药羊肉汤

材料：青萝卜1个，山药200克，羊肉300克，盐、味精、葱、姜、植物油各适量。

做法：羊肉切块，入热水汆煮，撇去浮沫，捞出备用。山药去皮，青萝卜切块，葱切段，姜切片。锅中油热放入葱、姜，加羊肉炒香，将切块的山药、青萝卜块入锅，加水没过锅内食材，加适量盐，大火煮开倒入砂锅中小火焖熟，出锅前加味精即可。佐餐食用。

功效：健脾益气，温补脾胃。适用于脾胃虚寒所致的脘腹冷痛、大便溏薄、倦怠乏力、面色萎黄等症者食用。

3. 脾虚呕吐食难下，生姜一味赛华佗

脾胃虚寒而致的呕吐，其特点是呕吐物不消化、臭味不大，或吐清稀痰涎，呕吐时发时止，天寒、饮冷或多食易发。生姜素有"呕家圣药"之称，尤适用于脾胃虚寒所致的呕吐。此外生姜还有健胃、增进食欲的作用。俗话"饭不香，吃生姜"，说的就是吃饭不香或饭量减少时吃上几片姜，或者在菜里放上一点嫩姜，能改善食欲。

①生姜羊肉汤

材料：羊肉500克，生姜100克，当归20克，料酒、味精、食盐、香葱适量。

做法：当归和生姜洗净后加水，以中火烧开捞出，羊肉洗净后入锅，

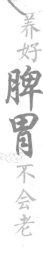

急火烧开后，立即捞出，洗清血沫。将羊肉放入当归汤中，加入料酒、盐及香葱，加水大火烧开，再用小火煨 20 分钟，加入味精、葱花和姜丝即成。佐餐食用，早晚分服。

功效：温胃止呕。适用于胃寒呕吐者食用。

② 生姜乌梅饮

材料：乌梅 10 克，姜 10 克，赤砂糖（红糖）30 克。

做法：将乌梅肉、生姜、赤砂糖加水 200 毫升煎汤。早晚各服用 1 次。

功效：和胃止呕，生津止渴。适用于肝胃不和所致的呕吐等症。

③ 红糖生姜汁

材料：姜 20 克，赤砂糖 8 克。

做法：生姜洗净，切片，加水与赤砂糖同煮约 15 分钟，取汁服用。每日分多次服用。

功效：和中止呕。适用于脾胃虚弱所致的反胃、呕吐等症。

④ 生姜大枣粥

材料：鲜生姜 12 克，大枣 8 枚，粳米 90 克。

做法：生姜洗净后切碎，与大枣、粳米共同煮粥。早晚分服。

功效：温中散寒止呕。适用于胃寒呕吐。

⑤ 姜糖苏叶饮

材料：苏叶、生姜各 5 克，红糖 15 克。

做法：将生姜、苏叶洗净，切成细丝，放入瓷杯内，再加红糖，以沸水冲泡，盖上盖后温浸 10 分钟即成。早晚分服，趁热服食。

功效：发汗解表，祛寒健胃。适用于恶心、呕吐、胃痛、腹胀等症。

⑥ 姜橘椒鱼羹

材料：生姜 30 克，橘皮 10 克，鲜鲫鱼 1 条（250 克），胡椒、盐适量。

做法：将鲜鲫鱼去鳞、鳃，剖腹去内脏，洗净；生姜洗净切片，与橘皮、胡椒共装入纱布袋内，包扎后填入鱼腹中，加水适量，用小火煨熟即成。食用时，除去鱼腹中的药袋，加食盐少许。佐餐食用。

功效：温胃散寒。适用于胃寒疼痛、虚弱无力、恶心呕吐、食欲缺乏、消化不良等症。

4. 胃火积滞口中臭，多食苦菜是妙方

导致口臭的主要原因是胃火积滞，由于饮食不节或疲劳过度引起胃火过盛，食物得不到消化而聚积在胃里，腐烂发酵产生臭气，经胃贲门上扬，从口溢出，导致口臭。长期积食导致体内毒素积累无法排出，从而影响人体的健康。要彻底除臭，必须一步到"胃"。味苦的蔬菜多性寒，如苦瓜、苦苣、蒲公英之类，均有降胃火之功。

① 苦瓜瘦肉煲

材料：猪瘦肉 100 克，苦瓜 60 克，食盐、淀粉、蚝油、植物油适量。

做法：将猪瘦肉洗净，捣烂如泥，加蚝油、盐、淀粉适量，与瘦肉混合均匀。将苦瓜洗净，横切成筒状，挖去瓜瓤，填入瘦肉泥。起油锅，下苦瓜块爆炸片刻，即用漏勺捞起，放入瓦锅内，加水少量，文火焖 1 小时，瓜烂味香即成。佐餐服用。

功效：清热泻火。适用于胃热炽盛所致的恶心呕吐、口臭等症。

② 苦瓜炒鸡蛋

材料：苦瓜 1 个，鸡蛋 2 个，盐、味精、植物油适量。

做法：热锅加油，温热后，倒入打散的鸡蛋翻炒，加苦瓜，炒 3 分钟，再加盐调味，出锅前加少量味精即可。佐餐食用。

功效：清胃泻火。适用于胃火炽盛所致的牙痛、口臭等。

③ 苦苣拌牛肉

材料：苦苣菜 300 克，牛肉 150 克，醋、酱、酱油、香油、白糖适量。

做法：牛肉切片，用配料搅拌、腌制一段时间，然后汆烫煮熟。苦苣菜洗干净，挑选软嫩的部分，与熟牛肉以及配料搅拌在一起。佐餐食用。

功效：清热祛火。适用于胃火炽盛所致的口臭、牙痛、大便秘结等症。

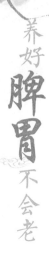

④ 苦苣菜粥

材料：粳米 100 克，苦苣菜 50 克，白砂糖 30 克。

做法：粳米择洗干净，用冷水浸泡半小时捞出，沥干水分。苦苣菜择洗干净，放入开水中略汆后捞出，切细。锅中加入约 1000 毫升冷水，将粳米放入，用旺火煮沸，加入苦苣菜，改用小火熬成粥，加入白糖调味即可。作为主食食用。

功效：清胃泄热。适用于胃热炽盛所致的口苦、口臭、胃脘部灼痛等症状。

⑤ 蒲公英青皮茶

材料：蒲公英 10 克，青皮 6 克。

做法：将蒲公英、青皮除去杂质，洗净，研成粗末，放入杯中，用沸水冲泡，加盖，焖 15 分钟即可。代茶饮，频频服用。

功效：清胃泄热。适用于胃热炽盛所致的胃脘疼痛、口干而苦、恶心呕吐等症状。

5. 胃肠术后脾胃虚，多食菌类益处多

胃肠手术后，脾胃功能减弱，常出现胃肠功能紊乱，表现为厌食、腹痛、腹胀、便溏、便秘或便溏便秘交替出现、里急后重等症状；病程长者可出现严重营养不良及脱水等症状。菌类多有健脾和胃、益胃生津等功效，对胃肠术后的脾胃虚弱、胃阴不足等症状均有一定的治疗作用。

① 鲜菇小米粥

材料：粳米 50 克，小米 100 克，平菇 40 克，大葱、盐适量。

做法：平菇洗净，在开水中汆一下，捞起切片。粳米、小米分别淘洗干净，用冷水浸泡半小时，捞出，沥干水分。锅中加入约 1000 毫升冷水，将粳米、小米放入，用旺火烧沸，再改用小火熬煮，待再滚起，加入平菇拌匀，下盐调味，再煮 5 分钟，撒上葱末，即可盛起食用。作主食食用。

功效：健脾胃，补气血。适用于脾胃虚弱所致的食少纳呆、消化不良、食后腹胀等症状。

②猴头菇炖鸡

材料：鸡500克，猴头菇150克，冬笋25克，油菜25克，火腿20克，盐、花椒、黄酒、味精、大葱、姜、香菜、猪油适量。

做法：猴头菇洗净泥沙，用手撕开，挤净水。将火腿、冬笋切成长方形片；油菜切成段；葱、香菜均切成段；姜切成块，用刀拍一下。锅内放少量猪油，烧热后用葱、姜块炸锅，放入鸡肉块煸炒至半熟，添鸡汤，加花椒水、料酒、精盐、猴头菇、冬笋、火腿，汤开后用微火炖烂，放入油菜，挑出葱、姜块，将猴头菇、鸡块等捞在碗内，将锅内的汤烧开，撇去浮沫，放入味精，浇在碗内的鸡块上，上边放上香菜段即可。佐餐食用。

功效：健脾和胃。适用于脾胃虚弱所致的食欲缺乏、消化不良等症。

③蚝油猴头菇

材料：猴头菇250克，油菜心250克，植物油、葱白、白砂糖、蚝油、盐、芡粉、姜适量。

做法：将菜心洗净，以油、盐炒熟后盛起，滤干水分放于碟中。猴头菇洗净，切片。起油锅，略爆姜片，再放入猴头菇片，炒片刻，下少许清水煮10分钟，即调入蚝油、盐、糖等，用湿淀粉打芡，下葱花略煮，放于菜心上即成。佐餐食用。

功效：补益脾胃，消食健胃。适用于脾胃虚弱所致的饮食减少、消化不良者。

④香菇虾球粥

材料：粳米50克，虾仁80克，香菇20克，大葱20克，盐、味精、香油、胡椒粉、麻油适量。

做法：将粳米煮粥；香菇泡软去蒂，切块；葱切成小段。将虾仁、香菇、葱白放入开水中稍烫捞出。将粥倒入锅中煮开，加虾仁、香菇、葱白、盐、味精、麻油、胡椒粉熬熟即可。作主食食用。

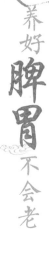

功效：补益脾胃。适用于脾胃虚弱所致的食欲缺乏、消化不良等症。

⑤ 双菇竹荪

材料：竹荪（干）50 克，冬菇（鲜）50 克，油菜 50 克，番茄 50 克，鲜蘑菇 40 克，高汤、盐、味精、姜、香油、植物油适量。

做法：竹荪洗净，沥干水分，切成块；蘑菇、冬菇洗净，切片；西红柿洗净，切片；绿菜叶切片。炒锅中下油烧至五成热，加高汤、冬菇、蘑菇、竹荪、西红柿，烧沸后，再加精盐、味精、姜末，投入绿菜叶略烧一下，浇上香油，装入大汤碗即成。佐餐食用。

功效：补气益肾健脾。适用于脾胃虚弱表现为食欲缺乏、身体虚弱、大便秘结者。

⑥ 羊肚菌炒松仁

材料：羊肚菌 200 克，松子仁 80 克，鸡蛋清 40 克，青椒 30 克，柿子椒、盐、淀粉、米酒、植物油、高汤适量。

做法：羊肚菌洗净，以沸水烫熟后，入冷水冷却后捞出，沥干水分后切成粗粒，放入碗内，加入蛋清、淀粉混合均匀。青椒洗净后去籽，切成小粒。锅内加油烧至五成热，放入松子仁、羊肚菌粒快炒片刻捞出，沥去油。原锅加油烧热，放入青椒粒煸炒片刻，加入松子仁、羊肚菌粒、高汤、盐、米酒，煮沸后用淀粉勾芡即可。佐餐食用。

功效：补脾胃，补虚损。适用于脾胃虚弱所致的消化不良等症。

⑦ 银耳莲子粥

材料：糯米 300 克，莲子 100 克，银耳、枸杞子、大枣、冰糖适量。

做法：糯米洗净，用水浸泡 2 小时；莲子洗净，用水浸泡 30 分钟；银耳用水泡软，洗净，摘除蒂头，撕成小朵；枸杞子、大枣洗净备用。砂锅放水，水沸后将糯米和莲子一起倒入锅中，大火煮沸后改小火，煮半个小时，将银耳倒入锅中煮半个小时，再放入枸杞子、大枣、冰糖再煮半个小时即可。作主食食用。

功效：滋阴润肺，益胃生津。适用于干咳痰少、口干咽痛、食少乏力等病症。

6. 脾虚泄泻吃莲子，扁豆苡仁更相宜

脾虚泄泻的主要病机为脾虚湿盛，也就是古人所说的"湿胜则濡泄"，因此健脾渗湿为其治疗大法。脾虚所致的泄泻以大便时溏时泄、水谷不化、少进食油腻则大便次数增多为特点。而莲子、白扁豆、薏苡仁均为健脾和胃、渗湿止泻的佳品，对脾虚泄泻有辅助的治疗作用。

① 薏苡仁党参粥

材料：粳米 100 克，薏苡仁 20 克，党参 10 克，冰糖 10 克。

做法：薏苡仁、粳米分别洗净，薏苡仁提前用冷水浸泡 3 小时，粳米浸泡半小时，捞出，沥干水分；党参洗净，切片。锅中加入约 1000 毫升冷水，将粳米、薏苡仁、党参片放入，先用旺火烧沸，搅拌数次，然后改用小火慢慢熬煮，待粥将成时，下入冰糖调味，再稍焖片刻，即可盛起食用。作主食食用。

功效：补血益气，健脾和胃。适用于脾胃虚弱所致的腹泻、食少乏力、面色萎黄等症状。

② 薏苡仁水鸭汤

材料：薏苡仁 50 克，水鸭 1 只（1000 克），绍酒、盐、葱、姜适量。

做法：把薏苡仁去杂质洗净；水鸭宰杀后，去毛、内脏及爪；姜切片；葱切段。把鸭放入炖锅内，加入薏苡仁、姜、葱，注入清水 1500 毫升，把炖锅置武火上烧沸，再改用文火炖煮 50 分钟即成。每日 2 次，吃肉喝汤。

功效：健脾利湿。适用于脾虚腹泻、消化不良等。

③ 薏苡仁莲子粥

材料：薏苡仁 75 克，粳米 75 克，莲子 25 克，冰糖 50 克。

做法：将莲子洗净，泡开后剥皮去心；薏苡仁、粳米均淘洗干净。将锅内倒入水，放入薏苡仁、粳米，烧沸后用小火煮至半熟，放入莲子，待煮

第四章 健脾养脾怎么吃？会吃才是硬道理

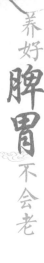

至薏苡仁、粳米开花发黏、莲子熟时，加入冰糖搅匀，即可食用。作主食食用。

功效：健脾和胃，渗湿止泻。适用于脘腹胀满、泄泻等症。

④ 莲子粥

材料：嫩莲子20克，粳米100克。

做法：将嫩莲子发涨后，在水中擦去表层，抽去莲心，冲洗干净后放入锅内，加清水在火上煮至烂熟，备用。将粳米淘洗干净，放入锅中加清水煮成粥，粥熟后掺入莲子，搅匀，趁热服用。

功效：健脾补肾。适用于脾虚食少、便溏、乏力，肾虚带下、尿频、遗精等症。

⑤ 莲子银耳汤

材料：莲子200克，银耳适量，白糖250克。

做法：莲子洗净，去心；银耳用水泡发，切成瓣。将莲子放入砂锅中，注入1000毫升水，大火将莲子煮至熟烂后再放入银耳、白糖，并轻轻搅动，将糖充分化开，改为小火煮20分钟，出锅盛入碗中即可食用。每日饮用2次。

功效：补肺健脾，养心益肾。适用于脾虚泄泻、失眠多梦、咳喘无力、心神不安等症状。

⑥ 莲子猪肚汤

材料：莲子100克，猪肚250克，姜、胡椒粉、葱、精盐、味精适量。

做法：猪肚洗净，切小块，姜切片，与莲子、胡椒粉、葱、精盐一同入锅，加水1000毫升，煎煮40分钟，加入味精调味即成。佐餐食用。

功效：补益脾胃。适用于脾胃虚弱所致的食少、食后脘腹胀满、泄泻等症状。

⑦ 白扁豆溪螺汤

材料：白扁豆60克，溪螺120克，冰糖60克。

做法：把溪螺洗净，放入炖锅内，加清水 500 毫升，煮沸 20 分钟，去渣，用纱布滤过，加入冰糖使溶，待用。把溪螺冰糖液注入锅内，加入白扁豆，用武火烧沸后，文火煮 50 分钟即成。早晚分服。

功效：滋补脾胃，清热利水。适用于属脾胃虚弱之便溏、腹胀的患者。

⑧ 扁豆淮山粥

材料：白扁豆 50 克，粳米 100 克，淮山药（干）30 克，盐适量。

做法：将白扁豆摘去筋，洗净放入热油锅内炒黄；将淮山药、粳米洗净。把全部用料一起放入锅内，加清水适量，文火煮成粥，加盐调味即可。作主食食用。

功效：健脾止泻。适用于脾胃虚弱表现为饮食减少、体倦乏力、大便溏薄，甚至泄泻，泻出水样大便的患者食用。

⑨ 扁豆薏苡牛蛙汤

材料：牛蛙 150 克，白扁豆 30 克，薏苡仁 15 克，姜、盐适量。

做法：将白扁豆、薏苡仁洗净，浸半小时；生姜洗净；牛蛙去皮、肠脏、趾，洗净。把全部用料一起放入锅内，加清水适量，武火煮沸后，文火煮 1 小时，调味即可。佐餐食用。

功效：健脾胃，利水湿。适用于脾虚湿盛而致的小便不利、食少便溏、脘闷腹胀、神疲体倦等症。

7. 阴虚便秘使人愁，芝麻瓜子莫离口

阴虚便秘是由于人体的津液不足，胃肠道失去濡润而导致的，常表现为大便干结如羊屎状、排出困难、形体消瘦、头晕耳鸣、心烦少眠、盗汗等症状。而芝麻、瓜子、核桃等食物富含油脂，可起到润肠通便的作用，所以阴虚便秘的患者宜多食。

① 芝麻桃仁粥

材料：黑芝麻 10 克，桃仁 10 克，冰糖 20 克，大米 100 克。

做法：将黑芝麻放入炒锅，用文火炒香；桃仁洗净，去杂质；大米淘洗干净；冰糖打碎。把大米放入锅内，加水 600 毫升，置武火上烧沸，再用文火熬煮至 8 成熟时，放入黑芝麻、冰糖，搅匀，继续煮至粥熟即成。每日服用 1 次。

功效：补肝肾，润肠胃。适用于便秘患者。

② 杏仁芝麻糖

材料：甜杏仁 60 克，黑芝麻 50 克，白糖、蜂蜜各 250 克。

做法：将杏仁洗净，沥干，捣成泥；芝麻淘洗干净，沥干，倒入铁锅内，文火炒至水气散尽，盛出，稍凉后研碎；将 4 味同倒入大瓷盆内，拌匀，加盖，隔水蒸 2 小时。每次 1 匙，饭后开水送服，每日 2 次。

功效：补肺益肾，润肠通便。适用于大便秘结者。

③ 淮药芝麻糊

材料：粳米 60 克，黑芝麻 120 克，淮山药 15 克，鲜牛奶 200 克，冰糖 120 克。

做法：粳米淘洗干净，用清水泡 1 小时，捞出沥干；芝麻洗净，沥干后炒香；山药洗净后切成小丁。将三者置于容器中，加牛奶及少量的水，磨成浆后滤过待用。在锅中加适量的水，放入冰糖，烧开溶化后过滤，再入锅中烧开，加入上三物之滤浆，并不断搅动，待成糊后即可起锅。早晚分服。

功效：滋阴润肠，健脾益肾。适用于年老体弱、病后等阴虚便秘者。

④ 核麻蜜

材料：黑芝麻 20 克，蜂蜜 60 克，核桃仁 20 克。

做法：芝麻炒熟，与核桃仁分别捣烂，再与蜂蜜调匀即可。每日 2 次，空腹分服。

功效：润肠通便。适用于胃阴亏虚所致的便秘。

8. 病后体虚宜养脾，粥米饭糊是良方

粥，作为我们的传统食品，对身体是有很好的调理作用的。喝粥的好处主要在于其容易消化，这是因为白米熬煮温度超过60℃就会产生糊化作用，熬煮软熟的稀饭入口即化，下肚后非常容易消化，很适合肠胃不适的人食用。病后身体虚弱，清粥既能促进食欲，又能为虚弱的患者补充体力，是很好的养脾食品。

① 黑米粥

材料：党参30克，黑米150克，白糖20克。

做法：将党参洗净，切成段；黑米淘洗干净。把黑米、党参放入锅内，加水适量，用武火烧沸，再用文火煮40分钟，加入白糖搅匀即成。作主食食用，每日1次。

功效：益气健脾，滋阴补肾。适用于食少便溏、乏力倦怠、腰膝酸痛等症。

② 虎杖糯米粥

材料：虎杖15克，糯米100克，白糖20克。

做法：将虎杖洗净，放入锅内，加水适量，置武火上烧沸，文火煮20分钟，滤去药渣；糯米淘洗干净。把药汁与糯米同放锅内，加水适量，置武火上烧沸，用文火煮30分钟，加入白糖拌匀即成。作主食食用，每日1次。

功效：补气血，健脾胃。适用脾胃虚弱而致的食少乏力、面色萎黄等症。

③ 荜茇桂心粥

材料：荜茇、胡椒粉、桂心各5克，大米150克，盐少量。

做法：荜茇、胡椒、桂心研成细粉；大米淘洗干净。将大米、胡椒粉、荜茇、桂心同放锅内，加水适量，用武火烧沸，文火煮熟成粥，下盐搅匀即

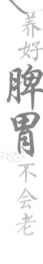

成。作主食食用，每日 1 次。

功效：温胃止痛。适用于胃寒疼痛者。

④ 吴茱萸粥

材料：吴茱萸末 5 克，大米 150 克，葱 10 克，盐适量。

做法：将大米淘洗干净，葱切花，放入锅内，加水适量，把锅置武火上烧沸，下吴茱萸末，再用文火炖煮 40 分钟，加入盐拌匀即成。作主食食用，每日 1 次。

功效：温胃散寒止痛。适用于胃寒疼痛者。

⑤ 冰糖五色粥

材料：粳米 100 克，玉米（鲜）50 克，香菇（鲜）25 克，胡萝卜 25 克，青豆 25 克，冰糖 100 克。

做法：粳米淘洗干净，用冷水浸泡半小时，捞出，沥干水分；香菇、胡萝卜切丁；嫩玉米粒、香菇丁、胡萝卜丁、青豆分别焯水烫透备用。锅中加入适量冷水，将粳米放入，先用旺火烧沸，转小火熬煮成稠粥，待稠粥烧沸后，加入玉米粒、香菇丁、胡萝卜丁、青豆，搅拌均匀，用冰糖调味，再稍焖片刻，即可盛起食用。作主食服用。

功效：健脾和胃。适用于消化不良、食欲缺乏等症状。

⑥ 燕麦粥

材料：玉米面 150 克，燕麦仁 100 克，豆浆 250 克，白砂糖 30 克。

做法：燕麦仁洗净，放入锅内，加水 1000 毫升，煮至熟透并呈开花状；冷豆浆和玉米粉搅拌，调成玉米糊。将玉米糊缓缓倒入煮熟的燕麦仁锅里，用勺不停搅拌，烧沸，然后转用小火煮 10 分钟，熄火，加入糖调味即可。作主食食用。

功效：通宿便，养胃润肠。适用于胃阴不足所致的便秘。

三、脾胃病患者的饮食调节

1. 培养良好的饮食习惯——为脾胃健康保驾护航

常言道"人食五谷杂粮，孰能无疾"。然而饮食入口，首先影响的就是运化水谷的脾胃，所以饮食不调是引起脾胃疾病的主要因素。可见，人人都会的"吃饭"也有大学问。良好的饮食习惯是固护脾胃、保持健康的重要保障。

◉ 合理调配

① 饮食宜定量与定时

《吕氏春秋·季春纪》说："食能以时，身必无灾，凡食之道，无饥无饱，是之谓五脏之葆。"每顿饭都应该遵循规律，做到定量与定时。定量是指进食宜饥饱适中，这样才能让脾胃运化恰到好处，使人体及时得到营养供应而维持正常的生理功能活动。反之，过饥或过饱，都对人体健康不利。正如《管子》所说"饮食节……则身利而寿命益""饮食不节……则形累而寿命损"。定时是进食要有较固定的时间，这样可以保证消化吸收有节奏地进行，使脾胃的功能活动张弛有度。若食无定时，则会使脾胃失调而导致消化不良、食欲缺乏等。

② 合理分配三餐

一日三餐的食量分配要适应生理状况和工作的需要，做到"早饭宜好，午饭宜饱，晚饭宜少"。

早饭宜好。经过一夜的睡眠，胃肠已经空虚，这时营养价值高的早饭便于机体吸收。而且早餐摄入的能量占全天能量摄入的30%，人体只有摄入含糖丰富的早餐才能提供充足的能量。长期不吃或不科学地吃早餐对身体

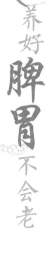

健康有严重的危害。

午饭宜饱。白天能量消耗大，因此保证了充足的食量才能保证充沛的体力。但不可过饱而造成肠胃的负担。

晚饭要少。晚上接近睡眠，活动量小，故不宜多食。如进食过饱，易使饮食停滞，增加胃肠负担，会引起消化不良，影响睡眠。特别是睡前2小时不宜进食。由于人们的生活节奏加快，往往出现晚饭吃得太晚，或是养成吃夜宵的习惯，吃饱了不到2小时就倒头大睡，结果导致胃酸反流的发生。

③ 注意食物种类的搭配

饮食物的种类多种多样，所含营养成分各不相同，只有做到合理搭配，才能使人得到各种不同的营养，以满足生命活动的需要。肉类食品中蛋白质、钙、磷及脂溶性维生素优于水果和蔬菜；而水果和蔬菜中的不饱和脂肪酸、维生素、纤维素又优于肉类。所以，荤食和素食适当搭配，取长补短，才有利于健康。

④ 因时因人因地制宜

饮食应根据四时的不同而有所调节，从而更好地通过饮食而养生。元代忽思慧概括地指明了饮食四时宜忌的原则，他在所著的《饮膳正要》一书中说："春气温，宜食麦以凉之；夏气热，宜食菽以寒之；秋气燥，宜食麻以润其燥；冬气寒，宜食黍以热性治其寒。"其意思就是春季宜食清淡，如小白菜、油菜、芹菜、胡萝卜、菠菜等；夏季宜食甘凉，如黄瓜、苦瓜、西瓜、茄子、番茄等；秋季燥热，宜食生津食品，如银耳、百合、香蕉、菠萝等；冬季寒冷，宜食温热，如羊肉、牛肉、红枣、桂圆等。

饮食还要根据不同的体质、年龄等方面的差异而调节，例如：胃酸偏多的人，宜适当多食碱性食物；而胃酸缺乏的人，宜适当选择偏于酸性的食品。体瘦之人，多阴虚内热，故在饮食上宜多吃甘润生津的食品，而辛辣燥烈之品则不宜多食；体胖之人，多痰湿为患，故饮食宜清淡，而肥甘油腻之品则不宜多食。脾胃素虚之人，常面色萎黄，纳食不香，倦怠乏力，稍遇寒凉或过食油腻便导致大便溏薄。所以应进食宜于消化的食物，不可过食粗糙和厚腻滋补之品；更不可嗜食生冷寒凉之物。

年龄不同，生理条件有所差异，所以饮食也有区别。如儿童代谢旺盛，要保证食物的多样性和营养的充足性，宜多食富含蛋白质和维生素的食物，多饮用白开水，而少食油炸食品和含有防腐剂的食品、饮料等。而老年人脾胃运化能力减弱，应重视补却又不可补之太过，否则会影响消化吸收的功能。所以老年人饮食应荤素搭配合理，以素为主（但含粗纤维的食物不宜多食）；烹饪要做到熟、烂、细、软；进食宜少食多餐。

我国幅员辽阔，地理环境多样，不同地区的居民饮食习惯也相差颇大。因地制宜，是指应根据生活地区的地理特点、气候条件以及生活习惯来选择适当的饮食。如南方地势低洼，气温高，多雨水，气候潮湿，所以饮食宜偏辛燥；而西北地区多高原，气温低，雨水少，气候干燥，故食疗宜偏温润。

⑤ 烹调适宜

烹调除了使食物气味芳香以增进食欲外，更重要的是对食物进行消毒，促进营养物质的分解，从而便于消化吸收。烹调时味道不宜过咸。有研究证实：摄盐过多会引起血压升高、肾脏受损等多种疾病。烹调亦不可不熟或加热太过。不熟的食物不利于消化，而加热太过的食物（如熏制品、烧烤制品）会产生致癌物质，故宜少吃。

🞚 饮食卫生

① 饮食宜以熟食为主

大部分食物不宜生食，需要烹调后食用。食物通过加热后可以消毒，除去一些致病因素，从而起到清洁的作用。而且熟食更容易被人体消化吸收，特别是小儿、老年人及脾胃虚弱的人，更宜以熟食为主。

② 饮食宜新鲜

《金匮要略》中说："秽饭、馁肉、臭鱼食之皆伤人。"可见，人们很早就认识到腐败不洁的食物对人体有害。新鲜、清洁的食品，可以补充机体所

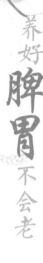

需的营养。饮食新鲜而不变质，其营养成分很容易被消化、吸收，对人体有益无害。食品清洁，可以防止病从口入，避免被细菌或毒素污染的食物进入机体而发病。因此，饮食物要保证新鲜、清洁。

◉ 饮食禁忌

① 暴饮暴食

中医学认为，"饮食自倍，脾胃乃伤"，是说饮食如果超过正常食量的一倍，必然会损伤胃肠的正常消化功能。暴饮暴食会骤然加重肠胃负担，损害肠胃的功能，而导致消化不良严重时会诱发急性胃扩张或急性胰腺炎，甚至会危及生命。所以每个人都不应该吃太多、饮过饱，特别是脾胃病患者更不可暴饮暴食。

② 狼吞虎咽

狼吞虎咽，则不能充分咀嚼食物，也不能使食物与唾液充分混合。唾液中含有大量的消化酶，可以对食物进行初步分解，咀嚼的时间越长，唾液分泌越多，而且还能反射性地刺激胃液分泌增加，从而更加有利于食物的消化吸收。狼吞虎咽使食物入胃后不能很好地消化，易诱发胃炎；而已患胃炎的患者会加重病情。孙思邈说"不欲极饥而食""不欲极渴而饮"，意在强调"极饥而食""极渴而饮"免不了狼吞虎咽，会加重胃的负担，诱发胃病。

③ 饮食时情绪不佳

情绪不好，恼怒嗔恚会影响食欲，妨碍消化功能。古有"食后不可便怒，怒后不可便食"之说。因此，进食时应保持乐观情绪。

④ 食后剧烈活动

俗话说"饭后百步走，活到九十九"，然而这却非常不利于养生。进食后剧烈活动会影响胃肠蠕动，妨碍消化吸收；特别是老年人，常有心功能减退、血管硬化以及血压反射调节功能障碍，餐后多会出现血压下降等现象，因此，饭后切忌"百步走"。

⑤ 进食说话

《论语·乡党》中说"食不语"。倘若进食时，没有把注意力集中在饮食上，心不在"食"，那么，也不会激起食欲，纳食不香，自然影响消化吸收。

◎ 食后养生

① 食后摩腹

食后摩腹的具体方法是：进食以后，自左而右摩腹，可连续作 25 次。这种方法有利于腹腔的血液循环，可促进胃肠消化功能。经常进行食后摩腹，不仅于消化有益，对全身健康也有好处，是一种简便易行、行之有效的养生法。

② 食后漱口

食后还要注意口腔卫生。进食后，口腔内容易残留一些食物残渣，若不及时清除，往往引起口臭，或发生龋齿、牙周病。

2. 脾胃病患者的饮食误区——美食越吃越"毒"，健康越来越"远"

◎ 火红的西红柿

西红柿是常见的蔬菜，深受人们喜爱。然而太过火红耀眼的西红柿可能是经过乙烯催红的，这样的西红柿个头特别大，而且红得不自然。催红的西红柿即使熟了，吃起来仍然生硬，口味像生西红柿，不够甜，并带有一点酸味。经常食用可能会影响到人体的健康。

◎ 笔直的黄瓜

过去一根黄瓜从开花，结果，到上市，至少需要 50 多天时间，而现在仅仅只要 7 天。这是菜农使用了农药、细胞分裂素、催生素来催熟黄瓜所

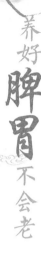

导致的。这样的黄瓜口感苦涩，也有害身体健康。细胞分裂素可以使黄瓜的尾部变得细长；过多的激素能使黄瓜的尾部长出小圆球；而喷洒了"黄瓜绿翠直"激素，能改变黄瓜自然生长时的弯曲度而变得"绿翠直"。购买时应注意黄瓜是否有上述特征。

◉ 诱人的草莓

有些草莓个大并且鲜红诱人，但是吃到嘴里去却味道寡淡，甚至还有的出现空心。这样的草莓是因为使用了植物激素"赤霉素"。"赤霉素"有催熟的作用，可使草莓提前半个月成熟；使水果色泽鲜艳并且个头增大。这种激素使用超标会对人体造成危害，所以个头特别大的空心草莓最好不要食用。

◉ 罐头

在罐头的加工过程中会加入一定量的食物添加剂，这些添加剂含有硝酸盐和亚硝酸盐。硝酸盐和亚硝酸盐作为一种发色剂，常以混合盐的形式加入肉类制品中。亚硝酸盐在食品中或胃中均可用以合成 N- 亚硝基化合物，过量摄入亚硝酸盐会导致食物中毒，出现头痛头晕、胸闷气短、恶心呕吐、腹痛腹泻等症状，长期食用甚至会致癌，如亚硝胺等都是比较明确的致癌物质。因此罐头应该少吃。

◉ 香肠

香肠在制作时会加入一定比例的防腐剂——亚硝酸钠。亚硝酸钠在人体中能与肉类蛋白中的胺结合，形成二甲基亚硝基胺，是一种强致癌物。为了使香肠保持柔软，还会添加聚合磷酸盐，即磷酸钠、焦磷酸、聚磷酸和偏磷酸等。磷是人体不可或缺的矿物质，和钙同为形成骨骼及牙齿的成分，人体一旦缺乏磷则易骨折，牙齿也易断落。但磷摄取过多，钙就会大量减少，骨头会变得松脆软弱，导致骨质疏松症。所以，香肠久吃不利于人体的健康。

◎ 雪白的莲藕

雪白的莲藕实在惹人喜爱，然而这却是工业硫黄在作祟。人们为了方便，常购买洗好且去皮的莲藕，但人工去皮之后莲藕容易发黑，所以商家就用含有硫物质的柠檬酸清洗，导致去皮莲藕二氧化硫超标上百倍。长期食用二氧化硫超标的食物容易致癌，并易引起维生素缺乏、肺气肿等疾病。因此最好购买带皮的莲藕。

◎ 炸鸡

餐厅的煎炸食品，为保证口味，常会选棕榈油等饱和脂肪酸含量高的油。饱和脂肪酸是心血管的大敌，因为它能使胆固醇升高，诱发高血脂、糖尿病等心脑血管疾病。炸鸡时，通常会裹上一层面糊，这会使人摄入更多油脂。这样制作出来的鸡肉不易消化，并能刺激和损害胃黏膜，增加胃的负担。而且煎炸食物的油，通常会使用 5～7 天，反复煎炸会产生有害物质。此外，经过高温煎炸的食物，维生素的流失也很严重。

◎ 碗装方便面

方便面中含有食品添加剂和防腐剂，而且它的维生素和矿物质含量极低，久食对人体不利。而碗装方便面的包装盒中通常含聚苯乙烯，这种材料在 65℃以上的高温下会产生致癌物质，严重威胁人体健康。所以不要让方便面给您带来"不方便"。

◎ 爆米花

经常以爆米花作为零食的人是否有过没胃口、腹泻、烦躁、齿龈发紫等症状？如果有就要小心了，因为这些都是慢性铅中毒的表现。爆米花有很高的铅成分。一旦进入人体，铅就会破坏人的神经、血液、消化系统和造血

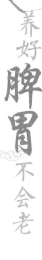

功能。经常吃爆米花会严重地影响健康。

3. 脾胃病患者应远离哪些食物——只有脾胃喜欢才是真正的"美食"

《医学正传》说："致病之由，多由纵恣口腹，喜好辛酸，恣饮热酒，复餐寒凉生冷，朝伤暮损，日积月深……故胃脘疼痛。"可见人们很早就意识到"辛酸""热酒""寒凉生冷"食后对脾胃不利，若是想脾胃健康就应该管住自己的嘴，远离脾胃不喜欢的美食。

◎ 辛辣食物

辛辣食物是指辣椒、生姜、葱、蒜、花椒、大料等有一定刺激性的食物。过食辛辣食物，如大量饮酒或吃麻辣烫、麻辣涮肚等，会强烈刺激肠胃，损伤阴津，甚至伤及胃络而导致腹痛、胃痛、胃肠出血等症状。实验表明，高浓度的辣椒煎剂会增加胃酸的分泌，过多的胃酸就可能导致胃黏膜的损伤。

◎ 酒

大量饮酒会抑制消化功能，刺激胃黏膜，使其产生炎症，严重者还会引起呕血、便血等，与胃溃疡的发生和加剧密切相关。这是因为酒的主要成分——乙醇可直接造成胃黏膜的损伤，形成胃炎及溃疡。尤其值得注意的是，空腹饮酒对胃黏膜的损伤更为明显，这也解释了为什么很多人饮酒后就马上出现胃痛的症状。酒精不仅可以破坏胃内的正常生理环境，使胃黏膜的保护作用减弱，还会造成人体的抵抗力下降而容易形成溃疡。

溃疡患者更应该忌酒，因为胃溃疡患者本身有胃黏膜的缺损，失去了对酒精的隔离作用，酒精就更易直接作用于溃疡表面，轻者则延缓创面的愈合；重者加重溃疡，导致出血甚至穿孔。调查发现，饮酒较多的地区，胃癌的发病率也较高，可见俗话说"酒是穿肠毒药"是有一定的道理的。

◉ 浓茶与浓咖啡

与酒相似，浓茶和浓咖啡对胃黏膜也有强烈的刺激作用，可诱发胃炎，引起胃胀、胃痛、食欲缺乏等症状。现代研究表明，浓茶中的茶碱、鞣酸，浓咖啡中的咖啡因，可促进胃酸分泌，而增加胃酸的浓度，加重对溃疡面的刺激，甚至诱发溃疡面出血，导致溃疡病的加重；特别是在空腹饮用时，更对胃肠道不利。

◉ 酸菜

《素问·生气通天论》说："阴之所生，本在五味，阴之五宫，伤在五味。是故味过于酸，肝气以津，脾气乃绝。"所以过食酸味是损伤脾胃的重要因素。而研究表明，酸类饮食起着溃疡病触发剂的作用。有些北方人进入冬天后有腌酸菜的习惯，很多人在家中腌制酸菜时，常能看见缸内有一层白色的霉苔，这些霉苔能生成一种"亚硝胺"物质，而亚硝胺是有致癌作用的。另外，酸菜在腌制过程中会产生"亚硝酸盐"，久食会增加胃癌的发病率。

◉ 生冷食物

过食寒凉生冷，如冷饮、生冷海鲜等，会刺激胃黏膜，而出现呕恶、脘腹冷痛、大便泄泻等病症；严重者可使消化性溃疡患者出血，尤其是患有慢性胃肠疾病的人不宜食用。所以，生冷食物不可多食，即使是水果也要适可而止。

◉ 黏食

脾胃病患者对黏食也需要"敬而远之"。黏食多是由黄米面或是糯米做成的食品，如元宵、年糕、粽子等。黏食的黏性较大，不易消化，容易加重

第四章 健脾养脾怎么吃？会吃才是硬道理

97

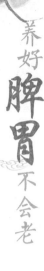

胃肠道的负担，食后可导致胃痛、胃胀、嗳气、泛酸，甚至腹泻等。有些黏食还可促进胃酸分泌，胃溃疡患者食后会加重对溃疡面的刺激，严重者可诱发胃出血、胃穿孔等。

总之，脾胃病患者应有所忌口，慎食上述食物，这样才能加快脾胃病的愈合，防止其进一步加重，早日还您一副好肠胃。

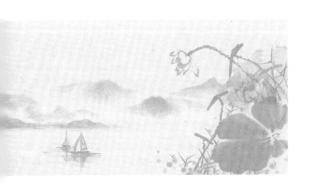

第五章

养脾六联法

一、耳疗养脾

1. 搓耳法——活血通络，调和脾胃

◎ 直接搓耳根法

用食指在前、拇指在后贴于前后耳根部，搓揉3分钟，以耳根透热为度。此手法能有效提高耳内血液循环，具有活血通络、调和脾胃的作用。

◎ 双手拉耳法

双手握空拳，用拇指、食指捏住耳垂向下拉，拇指在后，食指弯曲在前，共拉108次；然后两手的食指、中指叉开，中指在前，食指在后搓耳根，一上一下为1次，共搓108次，以起到活血通络、调和脾胃的作用。

◎ 按摩耳郭法

双手拇指及食指按摩耳郭，从上往下拉扯，9个节拍，每个节拍4次。食指及中指夹住耳根上下来回往返搓擦，9个节拍，每个节拍4次。要领：目视前方，擦至耳部潮红，以发热为宜。本法可以补肾强精、醒脑聪耳，健运脾胃从而起到补先天以养后天的作用。

2. 按摩耳部反射区

耳穴疗法是透过耳郭来诊断、治疗、防治疾病及保健的一种方法，是中医针灸学的重要组成部分。耳穴疗法有很多种类，如耳穴毫针刺法、耳压法、激光疗法、光电疗法等，都能有效起到疏通经络、调节阴阳、行气活血

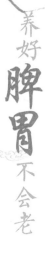

的作用，从而达到保健及治疗效果。

耳穴治病是通过经络系统来实现的。人体的"十二经脉，三百六十五络，其气血皆上于面而走空窍……其别气走于耳而为听"。这说明经络气血上达于耳，是耳司听觉功能的物质基础。

调和脾胃对症反射区：神门、胰、胆、肝、内分泌、胃、轮1～轮6、肾上腺、交感等。针对不同类型的胃病，可以选择不同的反射区。

脾胃虚弱、怕凉、四肢乏力、食欲较差者，可以选取脾区和胃区。

胃痛和情绪有关，生气即觉胃痛、胃胀，胁肋部胀痛明显，排气较多者，可以选择肝区和脾胃区。

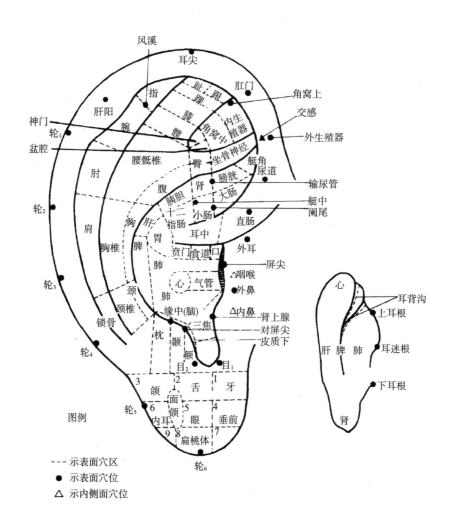

脾胃虚弱表现为容易腹泻，稍食用油腻食物，腹泻即加重，可以选取脾胃区、大肠区和小肠区。

如果胃痛并口苦、口泛酸水，可选择胆区和胃区。由此可见，胃痛兼见症不同，就会属于不同类型，可以相应地选择不同的治疗区。

耳轮、耳屏、耳垂：耳轮是耳郭边缘向前卷曲的部分。耳屏是耳郭外面前缘的瓣状突起。用食指、拇指分别揉捏耳轮、耳屏、耳垂。直到感觉发热为止，每次按摩3分钟，每日2~3次。对全身耳穴反应点的按摩具有治疗全身疾病、补肾脏、美容、健身的作用。

用食指自三角窝开始，向耳甲艇、耳甲腔处按摩：三角窝是对耳轮上下角之间的凹陷。耳甲是由对耳屏和弧形的对耳轮体部及对耳轮下脚下缘围成的凹窝。其中，耳轮脚以上部分的耳甲称耳甲艇，以下部分称耳甲腔。重点按摩耳甲艇处，手法宜轻柔，用力宜均匀。按摩耳甲艇对消化系统和泌尿系统的疾病有很大好处；按摩耳甲腔对心、肺及呼吸道疾病的防治有很好的效果。

二、足疗养脾

中医的经络学认为，连接人体五脏六腑的12条经络，有6条起止于脚上，并与脚上的66个穴位相贯通。足底按摩通过穴位刺激，由神经反射直达器官，调节气血平衡。常说"千里之行，始于足下"，正说明了足部健康的重要性。

需要说明的是，足疗并不是只有到足疗馆才叫足疗，学会自我保健按摩更为重要。足疗本身也许并不重要，重要的是我们应该具备的日常保健常识与更多的自我保健意识。足疗，随时随地都可以进行。足疗虽不能包治百病，但肯定会让您的健康多一点！

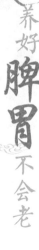

1. 足底按摩治疗脾胃病

足部与全身脏腑经络关系密切，承担身体的全部重量，故有人称足是人类的"第二心脏"。有人观察到足与人体的关系类似于胎儿平卧在足掌面。头部向着足跟，臀部朝着足趾，脏腑即分布在足底中部。根据以上原理和规律，刺激足穴可以调整人体全身功能，治疗脏腑病变。人体解剖学

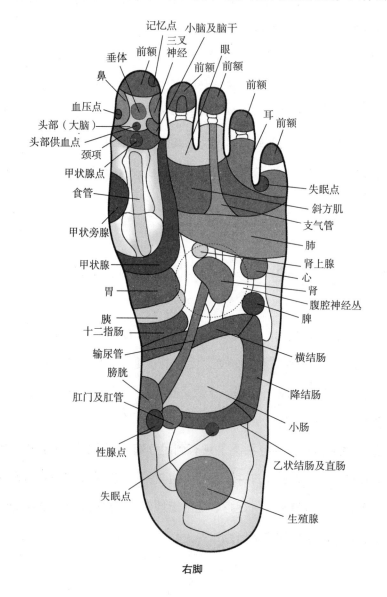

右脚

也表明脚上的血管和神经比其他部位多，无数的神经末梢与头、手、身体内部各组织器官有着特殊的联系。所以，单纯对足部加以手法按摩，就能治疗许多疾病。

　　足底按摩的注意事项：①按摩前，双脚用热水浸泡 15 分钟，或用热毛巾擦洗，可增加疗效。②女性患者，在月经期间，不能刺激性腺反射区。有出血倾向或有血液病的患者，在进行足底按摩治疗的时候，可能导致局部组织内出血。③进行足底按摩的时候应避开骨骼突起处及皮下组织较少的反射

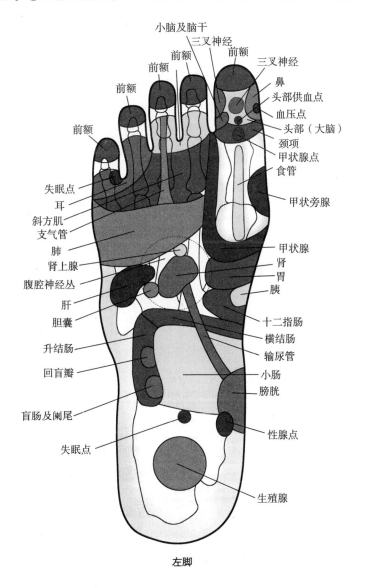

左脚

区，以免挤伤骨膜，造成不必要的损伤。④按摩后半小时内患者应饮用温开水300~500毫升。⑤长期接受足底按摩的患者，双脚常出现痛觉迟钝现象。用盐水浸泡双脚半小时，可使痛觉敏感度增强，治疗效果亦可提高。

◉ 按揉脾胃反射区健运助消化

不思饮食时，按摩足部片刻，顿觉饭甜菜香，胃口大开，常按揉胃、脾、小肠、胰、腹腔神经丛等反射区可健脾助运、增加食欲。

脾反射区：位于左脚脚掌第4、5跖骨之间，心脏反射区后（向脚跟方向）1横指处。手法：以一手持脚，另一手半握拳，食指弯曲，以食指第1指间关节顶点施力，定点按摩3~4次。

胃反射区：位于双脚脚掌第1跖趾关节后方（向脚跟方向）约1横指宽。手法：以一手持脚，另一手半握拳，食指弯曲，以食指第1指间关节顶点施力，由脚趾向脚跟方向按摩3~4次。

胰：位于双脚脚掌内侧胃反射区与十二指肠反射区之间。手法：以一手持脚，另一手半握拳，食指弯曲，以食指第1指间关节顶点施力，由脚趾向脚跟方向按摩3~4次。

小肠：位于双脚脚掌中部凹陷区域，被升结肠、横结肠、降结肠、乙状结肠及直肠等反射区所包围。手法：以一手持脚，另一手半握拳，食指、中指弯曲，以食指和中指的第一指间关节顶点施力，由脚趾向脚跟方向按摩4~5次。

腹腔神经丛：位于双脚脚掌中心，分

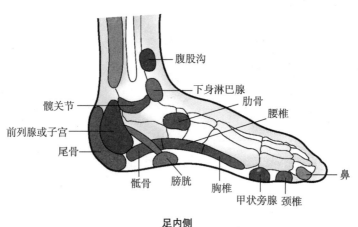

足内侧

布在肾反射区与胃反射区附近。手法：以一手持脚，另一手半握拳，食指弯曲，以食指第 1 指间关节顶点施力，由脚跟向脚趾方向刮 5~6 次。

有一种说法叫"鞋子不合脚，胃病会来找"，其实这是有理论依据的。鞋子合脚，足部的经络腧穴能够正常地发挥功能；同样足底与胃相关的区域能够发挥正常的功能，不要给自己穿小鞋，以免影响到足部的腧穴，导致身体疲乏劳累，最终影响脾胃的功能。鞋子合脚、舒适，保持干燥，这就等于是在保养你的胃。

如果能在阳台上铺一些鹅卵石，经常光脚在上面走走，也可以起到类似足疗的作用，同样是不错的保健方式。

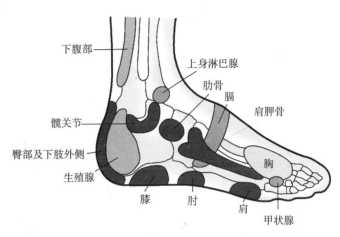

足外侧

下腹部
上身淋巴腺
肋骨
膈
肩胛骨
髋关节
臀部及下肢外侧
生殖腺
胸
膝　肘　肩
甲状腺

◉ 胃痛吐酸按压内庭

胃作为人体的消化器官之一，在正常状态下会不停地蠕动；如果胃不能正常蠕动，就会影响消化与吸收，造成食物在胃中积聚停滞，从而引发疼痛、吐酸。

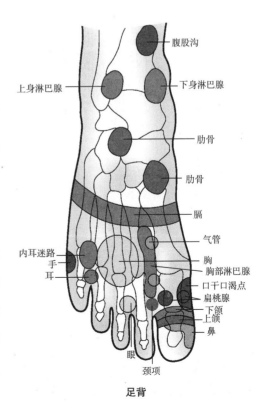

足背

腹股沟
上身淋巴腺
下身淋巴腺
肋骨
肋骨
膈
气管
内耳迷路
手
胸
胸部淋巴腺
耳
口干口渴点
扁桃腺
下颌
上颌
鼻
眼
颈项

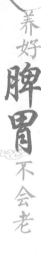
足部按摩的常用穴位是：内庭、足三里、公孙等。

内庭：足阳明胃经穴，位于脚者前缘，第2、3趾间，趾蹼缘后方赤白肉际处。

足三里：位于小腿前外侧面的上部，距胫骨前缘1寸处。将膝关节弯曲成直角，外侧膝盖骨下方有个凹陷，即外膝眼，再往下4横指处。它相当于人体的营养师，能够协调人的脾胃运化功能，有益于气血津液的生成。

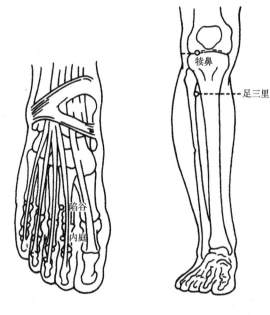

公孙：位于足大趾第1跖趾关节后约1寸处，足内侧缘第1趾骨基底部的前下方，赤白肉际处。

方法：以上穴位的按摩方法，一般都采用拇指或食指的指尖或指腹进行按揉，每穴3分钟左右，以局部出现酸胀感觉为好。

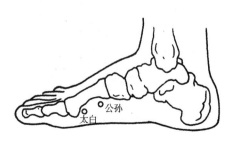

按摩足部反射区：腹腔神经丛、胃、脾、小肠、胰腺等反射区。

方法：可使用拇指的指腹或食指、中指屈曲的指间关节，对准各个反射区，以揉、按、点、压、推等手法刺激 3~5 分钟。

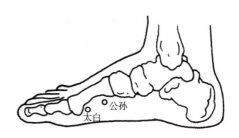

◉腹痛腹胀按压冲阳

人的消化吸收和营养代谢出现紊乱或障碍时，会出现腹痛腹胀、呕吐、消化不良等问题。中医首先考虑的是脾胃的问题，因此需调理脾胃相关的穴位或反射区。

足部按摩的常用穴位是：冲阳、太白、足三里。

冲阳：足阳明胃经穴，在足背最高处，当跨长伸肌腱和趾长伸肌腱之间，足背动脉搏动处。

太白：足太阴脾经穴，有护脾助运化的作用。在足内侧缘，第 1 趾骨关节后方，赤白肉际凹陷处。

方法：以上穴位的按摩方法，一般都采用拇指或食指的指尖或指腹进行按揉，每穴 3 分钟左右，以局部出现酸胀感觉为好。

按摩足部反射区：腹腔神经丛、胃、脾、小肠、十二指肠、胰腺等反射区。

方法：可使用拇指的指腹或食指、中指屈曲的指间关节，对准各个反射区，以揉、按、点、压、推等手法刺激 3~5 分钟。

◉腹痛泄泻按压公孙

足部按摩的常用穴位是：公孙、足三里、阴陵泉、地机。

公孙：位于足大趾第 1 跖趾关节后约 1 寸处，足内侧缘第 1 跖骨基底部的前下方，赤白肉际处。

阴陵泉：位于膝关节胫骨内侧髁下缘凹陷处，内膝眼下 2 寸。膝盖骨的下方有 2 个凹陷，靠内侧的为内膝眼，在此穴下 3 横指处，即为阴陵泉。

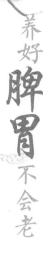

具有清热利湿、健脾理气、通经活络的功效。

地机：位于小腿内侧阴陵泉下3寸。

方法：以上穴位可用点、按、揉、捏等手法刺激。

按摩足部反射区：腹腔神经丛、胃、脾、小肠等反射区。

方法：可使用拇指的指腹或食指、中指屈曲的指间关节，对准各个反射区，以揉、按、点、压、推等手法刺激3～5分钟。

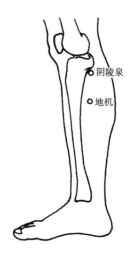

2. 中药浴足温运脾阳助身体强健

足浴是一种局部药浴，这是一种被中国历代医家和养生家普遍推崇的疗法。方法是用60℃左右的热水或中草药汤液浸浴双脚20～30分钟，水或药液浸没足至踝之上。民间有"养树需护根，养人需护脚"的谚语。足浴可使足部温度升高，微小血管扩张，血液循环增加，新陈代谢加快，可以起到消除疲劳、改善睡眠、调整脏腑功能、增强体质、保健防病的作用。

中医保健理论中关于"一年四季沐足：春天洗脚，开阳固脱；夏天洗脚，暑湿可祛；秋天洗脚，肺润肠濡；冬天洗脚，丹田湿灼"的记载，正是对中药足疗功能的形象概括。对于脾胃虚弱的人，长期坚持中药足浴，对温运脾阳、强健身体将大有裨益。

◎ 胃痛

① 延胡索、肉桂、吴茱萸、丁香、荜茇各15克，乳香、没药各12克，艾叶10克。水煎浴足，每次30分钟，每日1次。适合寒性的胃痛或脾胃虚寒证。

② 高良姜10克，香附15克，陈皮10克，柴胡10克，佛手15克，延胡索10克，五灵脂10克，蒲黄10克。煎水取汁浴足，每次30分钟，

每日 1 次。适合生气后的胃痛或肝郁气滞证。

③ 郁金 15 克，大黄 12 克，黄芩 10 克，芒硝 6 克，栀子 10 克，香附 6 克，生姜汁适量。煎水浴足，每次 30 分钟，每日 1 次。适合于火大实热的胃痛或心胃火盛的人。

④ 橘皮、生姜、川椒各 10 克。用水 2000 毫升煮 15 分钟，即可浴足，每次 30 分钟，每日 1 次。适合寒邪客胃的疼痛或外感风寒证。

⑤ 柴胡 10 克，当归 10 克，白芍 10 克，茯苓 15 克，白术 10 克，甘草 5 克，薄荷 2 克。加水 3000 毫升煮 20 分钟，即可浴足，每日 1 次。适合于肝郁脾虚的胃痛。

◉ 胃下垂

① 黄芪 30 克，党参 20 克，升麻 6 克。煎水浴足，每次 30 分钟，每日 1 次。用于脾胃气虚证。

② 五倍子 15 克，明矾 18 克。煎水浴足，每次 30 分钟，每日 1 次。用于脾胃气虚见腹泻者。

③ 黄芪 30 克，五味子 10 克，升麻 18 克。煎水浴足，每次 30 分钟，每日 1 次。用于脾胃气虚下陷证。

◉ 慢性结肠炎

① 鲜萆草足浴液

洗净鲜萆草，加水 2000 毫升，煎至 1500 毫升，浴足，每日早晚各 1 次，1 剂可洗 2 次，15 次为 1 个疗程。

② 萆草苦参汤

鲜萆草 500 克，苦参 50 克，加水 2000 毫升，煎至 1500 毫升，浴足，每日早晚各 1 次，每日 1 剂，连用 7～15 天。用于湿热下注证。

③ 山药、莲子、藕、百合、菱肉各 20 克，水煎浴足，每日 1 次。用于脾胃气虚的结肠炎。

第五章　养脾六联法

④ 米壳 20 克，肉豆蔻 20 克，桂枝 20 克，吴茱萸 30 克，木香 20 克，陈皮 20 克。水煎浴足，每日 2 次。用于生气后的结肠炎发作。

⑤ 葛根 50 克，白扁豆、车前草各 150 克。水煎 30 分钟，去渣取汁，兑入温开水适量，使水温保持在 30℃ 左右，浸泡双足 30 分钟，每日 2 ~ 3 次，连续 3 天，1 天 1 剂。用于痰湿盛的患者。

⑥ 艾叶 250 ~ 300 克，洗净加水 1500 ~ 3000 毫升，水煎待沸后去渣取汁，趁热置于足浴盆内浴足 10 ~ 15 分钟，水冷后，可再加热重复使用。每天 3 次，1 天 1 剂，连续 2 ~ 5 天。用于脾胃虚寒证。

⑦ 艾叶 15 克，胡椒、透骨草各 10 克。加水连煮 3 次，去渣混匀，浴足，每日 3 次，每次 30 分钟，每日 1 剂。用于寒湿盛的患者。

◉ 足浴四注意

第一，泡脚时间不宜过长，以 15 ~ 30 分钟为宜。在泡脚过程中，由于人体血液循环加快，心率也比平时快，时间太长的话，容易增加心脏负担。另外，由于更多的血液会涌向下肢，体质虚弱者容易因脑部供血不足而感到头晕，严重者甚至会发生昏厥。其中，心脑血管疾病患者、老年人应格外注意，如果有胸闷、头晕的感觉，应暂时停止泡脚，马上躺在床上休息。

第二，水温不可太高，以 40℃ 左右为宜。水温太高，双脚的血管容易过度扩张，人体内血液更多地流向下肢，容易引起心、脑、肾脏等重要器官供血不足，尤其对患有心脑血管疾病的朋友来说，无疑是雪上加霜。

第三，饭后半小时不宜泡脚。吃完饭后，人体内大部分血液都流向消化道，如果饭后立即用热水泡脚，本该流向消化系统的血液转而流向下肢，日久会影响消化吸收而导致营养缺乏。因此，最好吃完饭 1 小时后再洗脚。

第四，中药泡脚最好用木盆或搪瓷盆。许多患有足跟痛、失眠、痛经、高血压病的患者，常用中药泡脚来辅助治疗。但不要用铜盆等金属盆泡脚，因为此类盆中的化学成分不稳定，容易与中药中的鞣酸发生反应，生成鞣酸铁等有害物质，使药物的疗效大打折扣。

三、手疗养脾

手恰似人体的投影，人体的五脏六腑、五官九窍、四肢百骸和表里上下都一一从手部反映出来。手部储藏着人体的全部信息，体手同源，内脏异常可从双手反映出来，并且符合相应部位这一规律，而按摩手部所产生

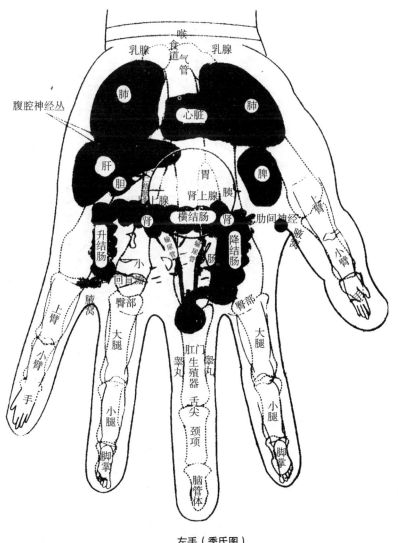

左手（季氏图）

的信息又可从手部传递到内脏某一病变脏腑。故说健手如健身，保健从手做起。做好手部保健并持之以恒，坚持下去，可起到调节神经功能、调节脏腑功能、改善血液循环、促进新陈代谢、调节人体阴阳并使之相对平衡、增强机体免疫力的作用，以达到防病健身、增强体质、延缓衰老、益寿延年的目的。

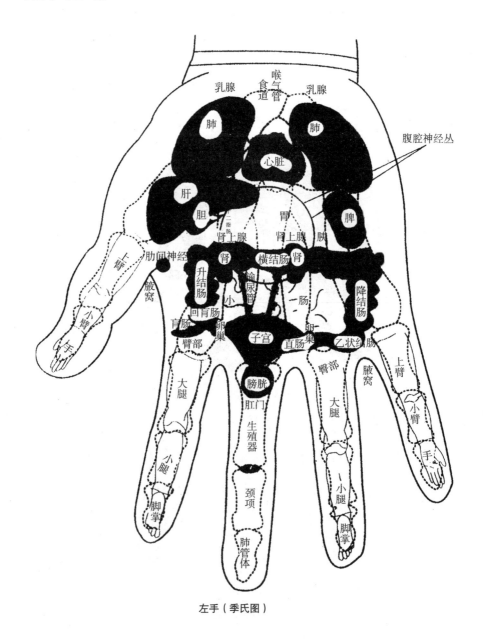

左手（季氏图）

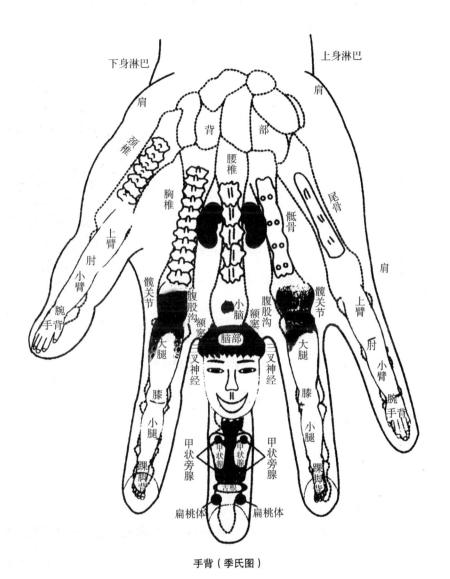

下身淋巴　　　　　　　　　　　上身淋巴
肩　　　　　　　　　　　　　　　肩
颈椎　　　背　　　部
　　　　　腰椎
胸椎　　　　　　　　　　　　尾骨
上臂　　　　　　　　　　　　肩
肘　　　　　　　　　　　骶骨　上臂
小臂　　　　　　　　　　　　肘
腕　　　　髋关节　　腹股沟　髋关节　小臂
手背　　　腹股沟　　额窦　　大腿　　腕
　　　　　大腿　小脑　　三叉神经　手背
　　　　　膝　额窦　脑部　膝
　　　　　小腿　三叉神经　小腿
　　　　　踝　　甲状　甲状旁腺　踝
　　　胸背　甲状旁腺　甲状腺　胸背
　　　　　　　　舌根
　　　　扁桃体　　扁桃体

手背（季氏图）

1. 按压劳宫——刺激脾胃阳气

　　劳宫穴：在手掌心，当第 2、3 掌骨之间偏于第 3 掌骨，握拳屈指的中指尖处。

　　方法：用右手拇指按压左手劳宫穴，其余 4 指顶住手背，按摩 3 分钟，

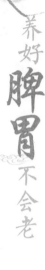

每天 2 次，交替进行。这个穴位被称为"长生不老穴"，刺激脾胃阳气生发，同时对于过度疲劳非常有效，可不断提高人体的免疫力、强身健体。

2. 捏手指　健身良

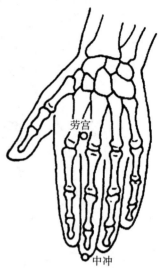

劳宫

中冲

五指连心，内属脏腑。手指是手三阴、手三阳经起止之端，与足三阴、足三阳经相通，构成一个有机的统一整体。经络相通，信息传递，直接反映出五指与五脏的内在联系。因此，常捏五指，可以起到健脑、强脏腑之功。例如：常捏大拇指可以健脑系和肺系；常捏食指可以强脾胃、助消化；常捏中指可以强心系、护心包；常捏环指（无名指）可以强肝胆和三焦；常捏小指可以强肾系、利小肠。所以捏五指，是调整脏腑功能、促进血液循环最直接、最有效的方法。每日 1 ~ 2 次，每指50 ~ 100 次。

3. 正中线　对合推

本法是手部手掌、手背正中线对合推揉，以调整脏腑、舒展经气。手掌与手背正中线是重要脏器、血液、生殖、泌尿、代谢的反射区，而手部诸多经穴、经外奇穴、手穴也分居其中，与内脏相连。因此，推按对合正中线，是祛邪养身、强身健体的重要途径。先手掌，后手背，从中指指根正中线推向腕部中点处，用拇指指腹持续轻柔对合推揉各 100 ~ 300 次，每日 1次，长期坚持，必见奇功。

四、养脾的内功疗法

1. 强壮功

强壮功是传统的祛病健身、增强体质的有效功法。坚持练习，能有效地调节胃肠功能，对于脾胃虚寒胃痛、胃阴不足胃痛有一定的帮助。

◎ 练功的姿势采用坐式或站式

坐式有单盘膝、双盘膝和自然盘膝3种。站式取立正姿势，头正直。站时双足分开与肩同宽，膝微屈，两手微屈，放在小腹前，两手心相对，距离8厘米，或两手呈抱球状置于胸前或腹前。

◎ 常用呼吸方法

强壮功呼吸用的方法有3种，具体如下：

① 静呼吸法：和普通方法相似，但静而有规律。呼吸时要均匀、细缓。适宜于体质虚弱、脾胃不足的人。

② 深呼吸法：在静呼吸的基础上，比平时呼吸要深长些。吸气时胸腹均隆起，呼气时腹部凹陷，并使之调整到静细、深长、均匀。这种呼吸方法适用于神经衰弱、老年、体弱、食欲缺乏、消化不良的人。

③ 逆呼吸法：腹壁配合运动，吸气时胸部扩张、腹部收缩，呼气时相反。逆呼吸法的形成，要由浅入深，逐步锻炼，但要掌握得好，否则易引起胸痛不适。

练功时，思想集中于小腹部丹田，要似有似无，不能精神紧张。

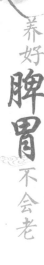

2. 静坐功

静坐功对于有亢进的胃肠病症有较好的调养作用，而对于体弱病虚的胃肠病患者也有很好的保健作用。别看只是静静地坐在那里，却能起到意想不到的效果。

练功方法：取坐式，盘膝坐或垂腿端坐均可。端坐时膝盖、脚踝要保持 90 度左右，两手臂松垂，掌心向下，自然轻放在两腿上。如盘坐，右手掌安放在左手背上，然后两手轻放在两小腿上，贴近小腹。坐时要自然放松，头正颈直，含胸收腹，直腰拔背，面朝正前方，两眼微合，两唇轻闭，舌抵上腭，舌在口中搅动数遍后，微微用口呼出浊气，用鼻缓缓吸气，然后抵在上腭处。如口中津生，可慢慢咽下，用意念深咽至腹部丹田。要注意调心，即排除杂念，意守丹田，引导入静。做到能彻底放松，小到两腿、手指，都应毫不紧张，无强硬感。可分前面、后面、两侧部 3 个方向，自上而下，用意念逐步放松。练功时可轻闭两眼，微露一线之光，目视鼻尖，即所谓"目若垂帘"。

还要注意呼吸的有意识调整。鼻吸口呼，用鼻深呼吸，徐徐吸入新鲜空气，以口长呼吸，缓缓吐出体内浊气。呼吸的气息出入，要柔要匀，宜轻宜细，逐步加长。调息时，可配合数数，从 1 数到 10，然后再从 1 数起，反复默数；若未至 10 时，心想他事，以致中断，再从 1 数起，反复练习，这样有助于摒除杂念，诱导入静。连练 30 ~ 60 分钟后，徐徐松动手足，活动一下肢体，睁眼站起，即可随意活动。

3. 站桩功

本功法动作简单，易学易练，无不良反应，不易出偏差，练功时不受场地限制，每日 1 ~ 2 次，适宜于中老年胃肠病患者练习。

本功法分无极站桩、穴位按摩和辅助功 3 个步骤。

无极站桩练法：两脚分开，与肩同宽，舌抵上腭，口唇轻闭，两目微闭，全身放松，意念入静。然后鼻吸鼻呼，腹部随着吸而外凸，呼而内收，一呼一吸为一息，以 10 息为基础，以后每天增加 10 息，至 50 息止。练功结束时，意想"我要收功"，连续 3 遍。

穴位按摩功练法：无极站桩结束后，两手掌摩擦至发热，用手心劳宫穴对准穴位按摩。常用穴位有命门、神阙、关元、足三里、涌泉等，每穴按摩 36 次。上述腧穴定位如下：

命门：取穴时采用俯卧的姿势，命门穴位于人体的腰部，当后正中线上，第 2 腰椎棘突下凹陷处。指压时，有强烈的压痛感。

神阙：该穴位于人体的腹中部，脐中央。

关元：在腹正中线上，当脐下 3 寸（即 4 横指）处。

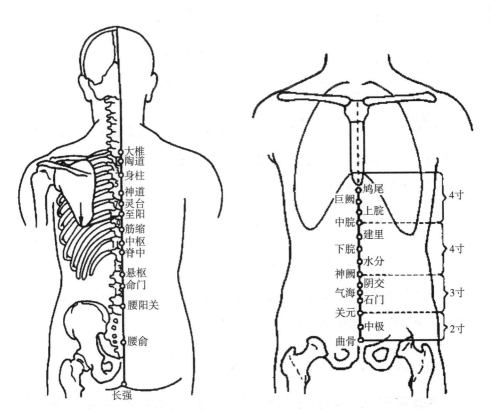

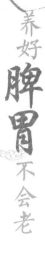

足三里：位于小腿前外侧面的上部，距胫骨前缘 1 寸处。将膝关节弯曲成直角，外侧膝盖骨下方有个凹陷，即外膝眼，再往下 4 横指处。

涌泉：位于足掌心，卷足时足前部凹陷处，约当足底第 2、3 趾趾缝纹头端与足根连线的前 1/3 与后 2/3 交点上。

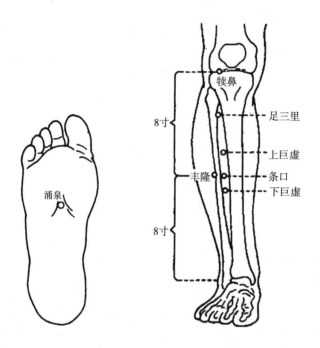

辅助功练法：屈指梳发 36 下，左右搅舌 18 次，咽津 3 次；两手搓面，由下往上，连做 36 次；闭目，眼珠左右转动 18 次；两手掩耳，手指放在后脑部，用食指滑弹后脑部 36 次。

4. 脾胃功

通过形体动作，刺激人体经络，起到疏通脾胃经络的作用。能疏通脾胃经络的相关功法有熊晃健身、单掌运化等。

◉ 熊晃健身

两脚平行开立，全身充分放松，左膝微屈，身微左晃，左臂向下松垂，同时右臂上提至胸前；右膝微屈，身微右晃，右臂向下松垂，同时左臂上提至胸前；以腰腹为轴，上体先后做顺时针与逆时针摇动，两掌握空拳随之沿肋部、上腹部、下腹部划圈。如此悠缓自然地左右交替扭腰晃膀，两足亦相应虚实变换，实腿负担体重，虚腿放松。

要注意做到：节律轻柔自然，关节松动软如棉，上虚下实抓地，调息会神守丹田，意守中脘，以调理脾胃。

◉ 单掌运化

一掌上托，一掌下按，肘关节微屈，力达掌根。展臂扩胸后，一手在上，于头后方以掌心掩耳，一手在下，以手背贴于脊柱，上手内合，手上推且身体侧转目视后脚跟。两手臂举动时，全身放松，肢体导引动作。宜牵动脏腑，能疏通脾胃经络，调理脾胃运化。脊柱的拧转运动，给脊髓神经及两旁的自主神经以良性的刺激，使脏腑功能增强。

◉ 顺风扫叶

弯腰向左，两臂自然下垂，徐徐将腰展直，两手同时向上划弧高举过头，转身弯腰向右前俯，同时两手向右、向下划弧，不停，俯身腰转向左，两臂亦随之转向左。如此顺时针方向划大圈若干次，逆时针方向再划大圈若干次。运动幅度要大，动作轻柔，有若顺风扫叶。以腰为枢纽，上下对拔拉长，两手向上时，以腰为界，上体如打哈欠样尽力伸展，同时，两腿极力向下松沉，使气血上下一气贯通，调理脾胃。该动作利于肢体的运转带动腹腔脏器的轻微活动，以使脏器血液循环旺盛、功能健全。

5. 通秘功

通秘功由疏通任督、顺理带脉、健脾和胃等方法组合而成，有较好的调理胃肠功能和防治胃肠病的作用，对于便秘尤其有效。

搓胁咽气：两脚分开，松静站立，呼吸自然。以两手掌指，分别按于腋窝前缘，经乳向下，过腹侧，做缓和协调的环旋揉摩；至髂嵴时两手移向身后，微握拳，用手背向上经腰背侧，环旋按摩至腋窝后缘，再旋转到腋窝前缘。从上而下，从前后下，轮回揉摩两胁，共 7 遍。两手放下，自然垂于体侧，用口呼吸，闭口后温养气息咽下，然后用鼻将气缓缓呼出。本咽气方法重复 20 ~ 30 次。

疏通任督：两脚分开，调顺呼吸，全身放松，意守会阴。两手在身后交叉互捉两肘，采用匀、细、深、长的吸 – 停 – 呼的呼吸方式。吸气时，两肘上抬，轻轻提缩肛门；呼气时，肘臂放松，轻轻松弛肛门。重复 20 ~ 30 次。两手叉于腰部，四指朝前，拇指朝后。吸气时，头身向后仰伸，轻轻提缩肛门；呼气时，头身缓缓向后俯伸，轻轻松弛肛门。重复 9 次。

顺理带脉：两脚分开，与肩同宽，两手叉腰，拇指朝后，四指朝前，上身保持正直，微微下蹲，两膝不超过脚尖。两肩与两膝不动，以腰腹为主先左、前、右、后，顺时针方向转 3 圈；然后再向右、前、左、后，逆时针方向转 3 圈。重复 3 遍。随体质提高，可逐渐增加操练次数。

健脾和胃：两脚分开，与肩同宽，两掌相叠置于小腹前，掌心向里。全身放松，凝神定志，意守腹部丹田。

五、经络养脾

1. 按摩足三里，强健脾胃

按摩部位：足三里位于小腿前外侧面的上部，距胫骨前缘 1 寸处；将膝关节弯曲成直角，外侧膝盖骨下方有个凹陷，即外膝眼，再往下 4 横指处；在腓骨与胫骨之间，距胫骨嵴约 1 横指。

按摩方法：可采用按法、揉法、拨法、点法进行按摩。

按法：将拇指或食指指端按压在足三里穴位处，逐渐用力，深压捻动。

揉法：拇指或食指指端按压在足三里穴处，手臂及腕部放松，以肘为支点，做前臂主动摆动，带动腕和掌指做和缓地摆动。

拨法：拇指指端按放在足三里穴处，将力集中在指端，尽力按压，然后推拨该处的筋肉。

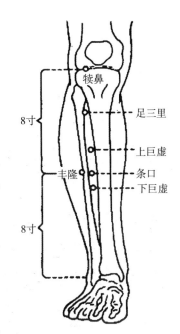

点法：拇指指端着力于足三里穴处，拇指伸直，力注于指端，按而压之。

2. 按摩三阴交，健脾养血

按摩部位：三阴交在小腿处。取穴时，先找到内踝尖，在内踝尖上 3 寸，胫骨后缘，即是三阴交穴。

按摩方法：可采用按法、揉法、点法进行按摩。

按法：将拇指指端按压在三阴交穴处，逐渐用力，深压捻动。

揉法：拇指指端按压在三阴交穴处，做轻柔缓和地揉动。

点法：屈曲食指，以屈曲的骨突部对准三阴交穴，压而点之。

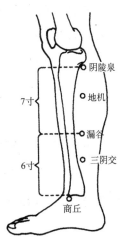

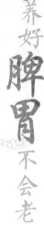

3. 按摩天枢，保健胃肠

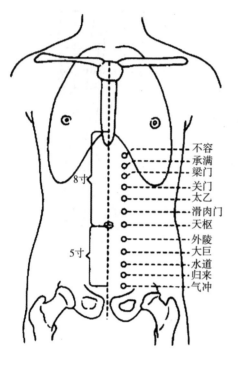

按摩部位：腹部的天枢穴。天枢穴在脐旁开 2 寸处。取穴时以脐中央即神阙为一点，由神阙引垂直于腹部前正中线的水平线，再引乳头内侧距腹部正中线 1/2 处的垂直线，两点的交叉点即是天枢。

按摩方法：可采用按法、揉法、摩法。

按法：将拇指或食指指端按压在天枢穴处，进行点按，一按一松，连做 21 次。

揉法：将拇指指腹按压在天枢穴处，进行按揉，或食指、中指两指同时按揉，连做 3 分钟。

摩法：将食指或中指指端放在天枢穴处，做有节律的环旋摩动。也可以掌心对准天枢穴，用整个掌面摩抚，连做 3 分钟。

4. 胃区按摩，助消化

按摩部位：胃所在的上腹部剑突下。

按摩方法：张掌，按放在上腹部剑突下，按顺时针方向沿升、横、降结肠方向，自右向左旋转摩动，连做 3 分钟。

5. 推按胸腹，治嗳气

按摩部位：胸腹部。

按摩方法：在胸腹部进行推按，将一手的食、中指两指放在咽喉处，在用力下按的同时，沿胸部正中往下推，至中脘穴处为止，连做21次。

6. 推擦内关，治呕吐

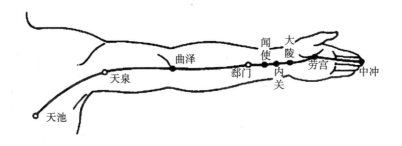

按摩部位：手部的内关穴。内关穴在前臂掌侧，腕横纹正中两筋直上2寸处。

按摩方法：两手在胸前，一手张掌，掌心朝上，另一手四指靠在被按摩手臂的内侧，伸出拇指，将拇指指端按放在内关穴处，进行推擦，连做1分钟。

7. 点按肩井、中脘，治胃痛

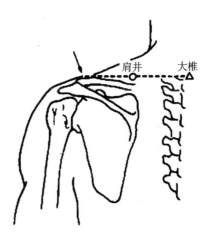

按摩部位：肩井，此穴位于人体的肩上，前直对乳中，当大椎与肩峰端连线的中点，即乳头正上方与肩胛线交接处，肩部最高处。取穴时一般采用正坐、俯伏或者俯卧的姿势。腹部的中脘穴，

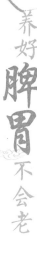

位于脐直上 3 寸处。

按摩方法：肩井穴，患者取坐位，操作者站在其边侧，将一手的拇指或食指按放在肩井穴处，进行点按，连做 36 次。

中脘穴，患者取仰卧位，两腿伸直，将一手的拇指或食指按放在中脘穴处，或以指端甲缘点按 21 次，或以指腹按揉 3 分钟。

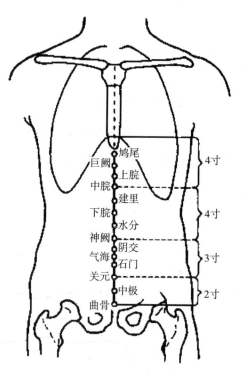

8. 点按气海、天枢，治便秘

按摩部位：气海穴位于腹部正中线，脐下 1.5 寸。天枢穴在脐旁开 2 寸处。

按摩方法：张掌，用手掌侧在腹部上、下、左、右往来按擦，连做 3 分钟；两手掌重叠，按放于气海、天枢穴处，按顺时针方向揉摩 1 分钟。

9. 点按足三里、中脘、天枢、合谷，防腹泻

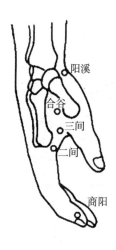

按摩部位：足三里、中脘、天枢三穴位置前面已有叙述。合谷穴在手掌的虎口处，取穴时，拇指、食指张开，呈八字形，使虎口绷紧，以另一手的拇指指间关节横纹放在虎口上，拇指指间关节向前弯曲，压在对侧拇食指虎口上，当拇指指尖所到达的地方，即是该穴。

按摩方法：将一手的拇指或食指按放在足三里、中

脘、天枢穴处，或以指端甲缘点按21次，或以指腹按揉3分钟。合谷穴可采用按、揉、点按等方法。

六、脾胃养生妙法

1. 漱津液——越漱越健康

唾液，古称"金津玉液"。民间流传着"白玉齿边有玉泉，涓涓益我度百年"的谚语，指的就是在牙齿的旁边有唾液流出的地方，流出的唾液可养生百年。口中津液充盈，是健康长寿的保证。漱津液是晨起漱口之后，宁神闭口，先叩齿36次，然后咬紧牙齿，用舌在口腔中四下搅动，不拘次数，以津液满口为度，再分次缓缓咽下。很多坐办公室的白领族，可以一边工作，一边进行吞津，可谓"工作养生两不误"。

叩齿，牙齿的功能对人的健康影响很大，要健脾胃必须保护好牙齿。古代养生学家介绍"清晨叩齿三百过者，永不动摇"。具体做法是：摒除杂念，全身放松，口唇轻闭，然后上下牙齿有节律地互相轻轻叩击。

2. 腰常伸——抻抻更长寿

◉ 腰部保健

腰部是保持人体直立功能的部位。人在日常生活和工作中，腰部肌肉绝大部分时间处于紧张状态，导致腰部的肌肉容易劳损。中医学认为，腰为肾之府，腰部的好坏，反应肾的虚实。通过对腰骶部的养生保健，可以达到强腰壮肾的功效。

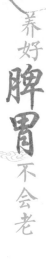

◎ 转胯运腰

取站立姿势，双手叉腰，拇指在前，其余4指在后，中指按在肾俞穴上。吸气时，将胯由左向右摆动；呼气时，由右向左摆动。一呼一吸为1次，可连续做8~32次。

◎ 俯仰健腰

取站立姿势，吸气时，两手从胸前上举，手心向下，一直举到头上方，手指尖朝上；呼气时，弯腰两手触地。如此连续做8~32次。

◎ 旋腰转脊

取站立姿势，两手上举至头两侧与肩同宽，拇指尖与眉同高，手心相对，吸气时，上体由左向右扭转，头也随着向右后方扭动。呼气时，由右向左扭动。一呼一吸为1次，可连续做8~12次。

3.腹常揉——揉揉胃肠舒

腹部是六腑的所在部位，其共同生理功能是饮食的受纳、消化、吸收与排泄。做好腹部保健，可以加强消化系统功能，防治肥胖、高血压等。

◎ 摩腹

先搓热双手，然后双手重叠，置于腹部，用掌心绕脐按顺时针方向，由小到大转摩36周，再逆时针方向由大到小绕脐摩36周，有增加胃肠蠕动、理气消滞、增强消化功能和防治胃肠疾病等作用。

◎ 点穴

在摩腹的基础上，重点对腹部腧穴加以刺激，以增强保健功效。方法是：以拇指或食、中指两指依次揉中脘、梁门、天枢、大横、关元等穴，以调节胃肠功能、温肾补肾。每穴20~30秒。亦可以掌摩神阙和关元两穴，每穴 2 分钟，使穴位和穴位的深层有较强的温热感。

4. 摄谷道——提神益气，返老还童

摄谷道即提肛。吸气时将肛门的肌肉收紧，闭气，维持数秒，直至不能忍受，然后呼气放松。无论何时都可以练习，最好是每天早晚各做20 ~ 30 次。

真正的"提肛运动"不仅能锻炼骨盆底的肌肉软组织，且能让盆骨穴位得到按摩，对于孕妇、肥胖者，尤其是长期便秘者有很好的治疗作用，可改善尿频、尿失禁、下腹胀痛。对男性则有更多的必要性了，常做这个动作可以按摩前列腺，对于防止前列腺疾病很有帮助，可很好地促进会阴部的静脉血液回流，使前列腺充血减轻、炎症消退。

提肛就是有规律地往上提收肛门，当然这需要必要的间歇放松，也不一定非得在某个时段，具体做法可像忍大便一样，将肛门向上提，然后放松，接着再往上提，一提一松，反复进行。提肛运动可以促进局部血液循环，预防痔疮等肛周疾病。站、坐、行均可进行，站立时两腿分开与两肩同宽，端坐时腰要坐直，双臂放松，深吸一口气（不需要憋气），然后做提肛运动，此时会感觉到一股酥麻感由下至上传达到脑部，随后继续保持提肛动作，不要松懈，直至无法坚持。这样每天练习 2 ~ 3 次，可以调理五脏，起到很好的延年益寿的作用。

5. 搓足心——防病又健身

中医理论认为，搓足心有益于活血通络、强身健体。病理上，足心穴在人体上反射较多，因此，常搓足心对于祛病健身有较好的保健疗效。

搓足贵在坚持。若每天坚持 1 ~ 2 次，持之以恒，方能起到补脑益肾、益智安神、活血通络的疗效，还可以防治消化不良、食欲缺乏、腹胀、便秘等病症，以及调节心、肝、脾、胆等脏器功能。在日常生活中，常见的搓足

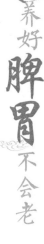

心的方法有以下几种：

干搓：左手握住左足背前部，用右手沿足心上下搓 100 次，至足心发热；再用右手握右脚踝，用左手沿足心上下搓 100 次。搓的力度大小要以自己舒适为宜。

湿搓：把脚放在温水盆中，泡至脚发红，再按第一种方法搓。

酒搓：倒半两左右白酒于杯中，按第一种方法操作。只是搓足的手要蘸一点白酒，酒搓干了再蘸一下。两足心各搓 100 次为好。

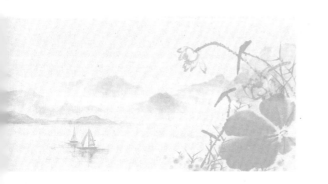

第六章

精神养脾法

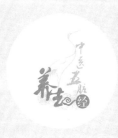

一、脾脏：情绪"致病"
——"思虑"易伤脾

中医学认为：脾脏主管的情志为"思"，即思考。思作为人体的一种情志活动，是正常的也是必需的。脾功能发达的人，一定是头脑灵活、思维活跃的人。

但是，人们在面对某一问题反复纠结、百思不得其解，仍然放不下的时候，如果在思想认识上不能主动或被动地转移这种不良情绪，就会超过人体自身所能调节承受的限度而影响身体健康。首先影响的就是脾脏，伤了脾气，影响了消化功能，就会出现食欲缺乏、消瘦、精神不振等表现。进一步影响了其他脏腑，就可造成各种疾病。这就是"思伤脾"在我们身上的具体体现。

临床上遇到过这样的病例：一个朋友急着赶活儿，上了些火，结果突然出现了乏力、恶心的症状，到医院一查才知道是得了急性肝炎。这就是一种不良情绪在体内积压日久容易致病的典型例子。每个人的生活中都会有这样或者那样的问题，有问题是很正常的，关键是如何化解这些问题，光着急是无济于事的。其实，这些说起来容易，做到是相当困难的，因为人是有感情的动物，不是木讷的。健康对每个人都很重要，从健康的角度出发，要救救自己的情绪。

二、脾脏：情绪"治病"
——自己的疾病自己医

当脾脏发生问题时，最有效的治疗方法就是"自我调节"。每个人自我调节的方式是不同的。有的人喜欢歇斯底里；有的人遇事比较安静；有的人喜欢和别人诉说，与人交流沟通，找个合适的倾诉对象，向别人多讨教解决问题的方法，这样能够缓解思虑过度，并且对身心都有帮助；有的人则比较聪明，喜欢将注意力从纠结的思虑中转移出来，转向别的事情，多阅读些自我调节、积极向上的书籍，开阔一下眼界，领悟到生命对于这个无限的世界是多么的珍贵，而将有限的时间都用在无意义的愁眉不展中是一件多么不值得的事情。

可以每天坚持锻炼身体，相关研究已经证实，在一个舒适的环境中做一些适量的运动确实能够改善人的心理体验，获得不同程度的"幸福感"。要多关心身边的家人及朋友，他们对我们来说才是最重要的人。有时候家庭可以化解一切问题，你会发现一切问题可以迎刃而解；有时候很小的事情及行为就可以改变自己与他人的关系，获得一个和谐、和睦的生活氛围。每天保持愉悦的心情，自己调理自己，做自己最好的医生。

三、心情好，胃肠才好
——吃嘛嘛香

有一句话叫"吃饭不积极，思想有问题"。大概我们每个人都有过这样的体验，当情绪发生变化时，即使餐桌上放着各种美味佳肴，也会食不知味。这时候说明我们的大脑已经将脾胃的需要主动地忽视了，胃肠需要工作的时候并没有给它添加"动力"，而是让其"空转"，这样时间长了就会对胃肠造成很大的损伤；另一种情况就是一部分人采取了相对极端的饮食方法——暴饮暴食，这时候他们感觉只有通过大量的进食才能将郁闷的情绪通通消灭掉。不吃和多吃都是不好的，因为它们都不是在脾胃状态良好的情况下产生的，所以对身体都没有好处。

人体处在气血不正常的情况下，消化功能就会受到一定的影响。所以，既然不良情绪不容易改变，那就改善自己的饮食情绪吧。

饮食也是需要讲究情绪的。饮食情绪是指进食过程中所保持的情绪状态，也就是说进食者在进食前后一段时间内的心理情绪。这种情绪应该既是平静温和，又是舒畅开朗的，这样才能有助于食物的消化吸收，从而强壮我们的脾胃。所以我们在进食的时候应该主动保持一个平稳愉悦的心态，把那些恼人、令人沮丧的事情放在一边，专心地吃饭，每吃一口，都要体会这其中的美味与营养，或许心情会更好些。如果脾胃功能好了，即使吃的是粗茶淡饭也是一种美味的体验；但是脾胃不好的时候，山珍海味、饕餮盛宴也是食之无味的。

四、保持自我心理健康
——如何能拥有一个 "好脾气"

首先，我们应该保持一个积极乐观的人生态度。短暂的人生对于我们每一个人来说都是需要珍惜的。人一生中不会一直一帆风顺，谁都会遇到各种不同的事情，越是悲观的时候，越是爱钻牛角尖，本来遇到的芝麻小事，却越是被放大到了不可收拾的地步。很多人正是由于不能从这种不良的情绪中及时解脱出来，而得了抑郁症。其实最可怕的不是别的，正是人的思想。因为思想可以无限放大一些东西，以至于大到让人无法呼吸。但是，您有没有想过，可能绝望的时候，回头看到的即使不是一条光明大道，也会是林荫小路。自己的路自己走，给自己光明，就能通向幸福。

这是一个很多人都知道的小故事：有个老太太有两个儿子，一个卖雨伞，一个卖草鞋，晴天时雨伞卖得不好，下雨天草鞋卖不出去，所以老太太晴天雨天都愁。后来有个智者开导她说，晴天时她卖草鞋的儿子生意好，下雨时她卖雨伞的儿子生意好，真是福气，老太太的心情就好了起来。我们可以看到，同样的事可能使一个悲观的人整天愁眉不展，好像天就要塌下来似的；但是，一个乐观的人会从积极的方面来看问题，认为世界上没有什么解决不了的事情，所以就不容易遭受情绪的困扰。

其实，有时想想，就算一件事情坏透了，又能怎么样呢？最起码我们还是活着的。有什么比这个还重要？只要是活着的，任何事情都有解决的方式和方法。不要给自己太大的压力，再优秀的人也会有短处，不要力求完美。要允许自己犯错误，允许自己有些事情做不到最好，因为这样是很正常的。我们都不是圣人，没有翻手为云覆手为雨的功力，所以，要学会放自己一马。有的事情，只要自己在做的时候尽力了，就可以了，不要再想之前之后会怎么样，徒增烦恼。或许，之后的某一天，你会看到自己的优秀，但那只是之后的某一天，而不是现在。所以，现在该做的就是认真努力。

可以转移自己的注意力，比如多安排与朋友的聚会，从朋友那里获得支持与关怀；喜欢户外活动，就多抽时间出去和亲朋好友一起去运动、旅游。总之，要经常使自己处于心情愉悦的环境之中，才能开阔心胸、放开眼界，得到不一样的人生体验。

五、保持情绪舒畅的小方法
——每天为心灵做"按摩"

每天梳理一下心情，回忆一天里有什么事情让自己很开心，又有什么让自己不开心，面对不开心的事自己又是如何处理的。如果是小小的郁闷告诉自己要一笑而过，不妨将它看成是生活中的一个小幽默，因为它仅仅是丰富多彩生活中的一个小小插曲。事实上，幽默感是能够使人自我调节的好办法。詹姆斯·潘说过"一个成功的人是以幽默感对付挫折的"。可以说，幽默是一种处世的智慧，是一种健康积极的心态。学会宣泄情绪，当遇到了超过负荷的压力时，如果不能尽情地发泄情绪，会使一个人郁郁寡欢，闷闷不乐。如果情绪适度地得到宣泄，能够促进个人的心理健康。例如，当感到压力太大、内心产生激烈冲突时，不如找一两位知心好友谈谈，将心中的烦闷说出来，同时听取他人的意见，当倾吐过后你会觉得身体轻松了好多。总之，要尽量保证不将坏情绪带到第二天，要以饱满的热情迎接每一天的来临。

六、正确面对消极情绪

——不要既惩罚了自己，又折磨了别人

人活在世终究要面对世上的万事万物，但每个人对事情的看法都会依赖自己惯有的认识方式，遇到看不惯或不开心的事是不可避免的，若不知怎样调节情绪、合理应对，就会使自己和他人都感到紧张不适。比如不小心在公共场合摔倒，当别人嘲笑你时，自身常常会引起心理上的不平衡，如果这时表现得怒不可遏，只会使场面陷入紧张状态。但如果从另外一个角度去处理，可能意义就完全不同了，比如学会"自嘲"就可以摆脱窘境，扭转局面。

当消极情绪来临时，首先，我们要学着准确的自我判断和自我评价，爱惜自己，重视心身健康；其次，要积极适应与改造自身周围环境。消极情绪对于事情的解决是没有任何帮助的，只会拖住事情的进度，而一天不去解决，这个问题就还是存在着的。如果每时每刻都意识到有一个问题存在那里，那是一件相当难受的事情。

所以问题来了，唯一不能做的就是消极怠工。因为你总有一天要为此付出代价，莫不如抱着让暴风雨来得更猛烈些的心态去处理问题，不管什么问题，勇敢向前冲！这种情况下，即使做不好，也不会有人怪你，因为你努力了。如果没有努力，就幻想这个问题的难度而一味地逃避，最终还是需要你来面对这个问题。另外，逃避、消极怠工的时候，相信您的心情也容易忐忑不安。而这种情况下，机体容易分泌不好的激素，对身体健康无益。有的

时候，哪怕就想："有什么大不了的？至少我还活着，还可以吃到自己想吃的美味，看到自己想看的风景，还有什么好顾忌的？"不要被困难的表象吓倒，要克服困难，让它成为你的囊中之物，然后，你就成功了！其实，成功没那么难！所以，面对现实，不退缩，不逃避，使个体与环境进行良好的接触，才能建立一个和谐良好的生活环境。

七、肠胃激惹症
——不良情绪是"元凶"

肠胃激惹症是一种没有明确病因的功能性消化道疾病。通常出现在情绪波动、紧张焦虑的时候。是一种以突然发作的腹痛难忍、腹泻、排便次数增多为主要表现的疾病。

不知道大家有没有发现，这种发作通常是在情绪变化的时候发生的。中医学认为当情绪发生变化时，常常会导致肝的气血运行不畅，进而影响各脏腑组织器官的功能，其中最容易受影响的就是脾了。而脾是主运化的，本来消化得好好的肠道，如脾一出现问题，就无法正常工作了，最典型的表现就是腹痛、腹泻，但是将该泻的泻出去后，疼痛就停止了。有的人觉得无所谓，不就是多上几趟厕所吗？没什么大不了的。但是，您要想到每每腹泻，胃肠道就要经受一次考验与折磨。这样还不在乎吗？所以，腹痛、腹泻不是那么简单的事情，而是一种疾病，需要去调整，去协调。

那么如何去协调呢？最重要的就是调整自己的情绪，平日生活中遇事不要生气、上火着急，自己冷静一下，深吸一口气，或许会放松许多。遇到不如意的事时可以尝试转移注意力、调节心情。其实，腹痛腹泻倒是小事，某些长期发作者会伴有焦虑、抑郁等精神障碍，并存在不同程度的生活质量下降和心理障碍，而这些症状会影响人体的神经、内分泌、免疫系统，进一步加重疾病。这时候可以服用一些疏肝健脾的药物以疏肝理气，但保持良好的情绪始终是预防疾病、减少疾病发作的最有效方法。

八、胃炎
——坏情绪对身体的一种惩罚

几乎我们每个人都有过胃部短暂的疼痛不适、泛酸烧心、打嗝的症状，由于这些症状可能慢慢自己就消失了，所以，很少有人真正把它当成一种病。但是，当这些症状真正影响了您的生活，并且令您痛苦不堪的时候，您就要引起注意了，这种情况大多数是由胃炎所引起的。

引起胃炎的原因多种多样，可能是由于没有按时吃饭造成的，但是其中一个很常见的病因就是情绪变化。有些急性胃炎的患者通常是由于突然的紧张、压力过大造成胃部血管痉挛性收缩，出现不适；有一些慢性胃病的患者，患病前就有神经衰弱、长期焦虑忧郁的症状；有一些患者得病后就过分重视自身，造成长期情绪低落，结果导致自主神经功能失调，胃黏膜长期营养不良，造成治疗困难。一部分人经过治疗后，病情会有所好转，但每因饮食不节制或不良情绪都可使病情反复发作。

这些都是由于不良情绪加重了疾病的症状，导致心身两方面的病理因素互相作用的恶性循环，增加了治疗的难度。

中国有个规矩：吃饭的时候不教训孩子，是非常有道理的。吃饭的时候教训孩子，势必会影响孩子的心情，心情不好，饭怎么能吃好呢？一次也就罢了，如果次次如此，这个孩子的胃一定成问题了！这只是一个例子，它反映的却是一个普遍的问题——无论多少人一起吃饭，良好的气氛是相当重要的，任何会造成不良气氛的问题都不要拿到饭桌上来谈。好的胃口是很脆弱的，很可能因为一句话、一个动作而消失了，所以，饭桌上很容易听到一句："没胃口了！"这是个很大的问题，可能表现出来的是没

第六章　精神养脾法

139

有胃口，但是您身体里就说不清正在发生着哪些不好的反应了。这个时候并不一定都需要依靠药物来治疗，更重要的是心理感受的调节，如果能保持积极乐观的生活态度，那么大部分这类病症往往可以不药而愈。期待您的好胃口哦！

九、精神胃肠疾病
——具有时代因素的一类疾病

现代社会工作压力大，很多上班族常常会有焦虑、紧张不安、没有食欲的抱怨。这些多是由于心理、情绪等不良因素引起肾上腺激素分泌增多等一系列人体内环境的变化，并使胃肠道黏膜的血液供应和酸碱分泌发生变化，产生了具有时代因素的精神胃肠疾病。其中以功能性消化不良占绝大多数。

仔细观察就会发现，很多上班族，尤其是女性，多不能按时进食，早饭根本来不及吃；中午这顿饿得不行了，就大吃特吃；晚上以减肥的名义就省略了；再加上有这样的工作、那样的任务，时间也不准时。而超市里花花绿绿的零食倒是大受欢迎，总能看见年轻女性拎着一大兜子漂亮包装的食品从超市走出来。还有就是，光临路边摊的大都是年轻人，不管这些路边摊就在大道边上、有没有卫生许可证，想吃爱吃就去吃，反正还年轻。这是极其错误的想法，有句古话叫作"勿以恶小而为之，勿以善小而不为"，是十分有道理的。小小的恶事表面看起来不起眼，随随便便就做了，但可怕的是开了头便成了习惯，习惯这个东西是很可怕的，一旦习惯，一切顺其自然。所以，任何小小的坏事，都要让它消失在萌芽里。年轻人要有对食物辨别是非的能力，知道哪些饮食行为是对的、是应该做的，哪些是错的、是不应该做的。这样，社会才会朝着更好的方向发展。

十、胃肠型感冒
——别喝西北风

有一句俗语叫作"喝西北风"，听起来像是笑谈，但这样的事情现在看似已经很平常了。百姓们常言"灌了一肚子风"就是这个道理。比如，在户外大声喊叫、高声喊闹，即刻就会觉得胃内寒冷，胃口鼓鼓。如果体质稍弱，那么以发热、腹泻、呕吐为主要症状的"胃肠型感冒"就会出现。

中医认为胃肠型感冒是因寒气入胃，胃失和降。胃气上逆则呕吐，脾失健运则腹泻，营卫失调则发热。在西医看来，这还是炎症的表现。

所以，切勿在户外高声喊闹。胃肠型感冒还有一种情况，是因为饮食卫生问题。所谓"病从口入"也是这个道理。所以，"口"是很重要的一关，无论什么入口都需要格外注意。

十一、儿童消化不良
——一定要在吃饭的时候教育孩子吗

现在的孩子们每天都忙得不可开交，没有多余的时间和父母好好交流，可能仅有的空闲时间就是吃饭的间隙了。但是，在这里想提醒一下各位父母，在这仅有的休息时间里，一定要教育孩子吗？

心疼孩子的父母会说：这仅有的半小时时间内，当然要和孩子共享天伦之乐，怎么会批评教育孩子呢？我想这样的孩子也是比较听话、认真学习的孩子，但是那些贪玩的孩子呢？如果在饭桌上犯了错误，再加上父母比较挑剔，可能就在饭桌上把批评、教育的话一股脑儿地翻出来了。那么，您是否想过这样对孩子有不良的影响呢？

　　其实，孩子在进食的时候，整个消化道和大脑之间是存在反射的，大脑给胃肠道一个信号：现在要进食了，胃肠道会分泌各种各样的液体来准备消化食物，大脑也会有一个有食欲的反应。但是，如果这个时候对孩子进行教育，一定会分散孩子的注意力，消化道也会紊乱。一次这样如果可以幸免于难，没有什么不好的影响，如果次数多了，孩子自身都不知道该怎么适应了！本身孩子就处于长身体的阶段，每天摄入和消化吸收的都要足够，才能使各种营养物质均衡，以供身体所需。而现在摄入和消化吸收都出现了问题，孩子厌食、消化不良的问题就会接踵而至。

　　所以，奉劝各位父母，对孩子的教育是个长期的、任重道远的、需要技巧的"事业"，毕竟孩子还小，请三思！

十二、馋什么就吃什么

　　所有的人都会有"最喜欢吃的东西"。所谓最喜欢吃的东西是指百吃不厌的东西，不吃会想、会馋。像有的人喜欢吃肉；有的人喜欢吃水果；有的人喜欢吃甜食，等等。为什么我们的大脑会有这样形形色色的喜好呢？还是源于胃口。

　　这里提到一个反射的问题。比如，我们觉得发冷，那么反映到大脑就是：要再穿一件衣服。所以，大脑就会支配四肢去取一件衣服。这是一个全过程。而相同的，如果我们的大脑总会有想吃什么东西的想法，这应该是顺了胃口的"旨意"。而胃口为什么好"这一口儿"呢？原因是"缺"！每个人在吃着自己喜欢的东西时，心情一定愉悦，那么这个时候脾胃的消化能力会格外好，分泌的消化液体也会更多。这也是为什么见到自己喜欢的食物，会不停地流口水的原因。其实这口水只是口腔分泌的，整个消化道也会分泌大量的胃液、肠液。

　　但这里面还是存在一个问题，有的人说"我就是喜欢吃小食品、膨化食品"，那这个还是不予以赞成的。这里面提到的"喜好"是指健康食品，不健康的食品还是尽量克制一下自己。

十三、不要过多地限制自己

现代的网络非常发达，发达到任何问题都不是问题，随手敲上几个字，再一按搜索即可；再加上，新闻的更新速度快得惊人。所以，各种食物的成分中有哪些有益于人体，哪些有害于人体，人们都是心知肚明的。自然会有很多注意自己身体健康的人会趋利避害，无益于人体的立刻禁止，非有益食物不吃。但是，想想这样真的健康吗？

比如，大家都知道肥肉含高胆固醇，而蔬菜里面则是无胆固醇的，高胆固醇是心脑血管疾病的危险因素，所以，很多人即使以前喜欢吃肉，这下子也忌了，多想吃也忍着。其实完全没有必要，胆固醇是人体合成激素的原料，如果摄入不足，会影响激素的合成；而蔬菜虽然不含胆固醇，但无法满足人体的基本需求。而中医认为，肥肉也有很好的美容养颜、润肠的作用。所以，这样一说，什么都不是绝对的，只有营养全面、适宜搭配才是硬道理。其实，从另一方面来讲，进食有时候也要讲究美好的心情，而最开心的无非是能吃到自己想吃的东西。如果连这点自由都不给自己，那是不是对自己太苛刻了呢？吃东西不开心还不如不吃。

所以，奉劝那些减肥的年轻女性，如果还想让自己正常地生活下去，就请合理饮食！

十四、赌气的时候可别吃饭

我们保不准什么时候心里会觉得不顺当，心情这个东西可是不挑时候

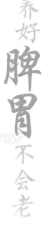
的。当然了，当我们睡觉的时候，可能不会生气。不过做梦生气也不是不可能的。

但无论什么时候生气，都要保证一点：不可以吃东西，更不可以赌气吃东西。因为这样可能会产生副作用和后遗作用。很多人都有这样的不良经历，一顿饭在气头上吃的，可能从此以后，只要吃饭，胃都是鼓鼓的。这在中医里叫作"肝气犯胃"。

肝胃同属中焦，是邻居。如果情绪不佳，会肝气不舒，肝是容易欺负胃的，尤其是胃在工作的时候。所以，进食的时候不要生气；生气的时候不要进食。

十五、心的表情挂在胃口里

这句话的具体意思显而易见：心情直接影响消化。心情真的这么重要吗？答案是肯定的。但是，这种表现可能一天不会有多么明显，但是您试试一个礼拜心情不好，马上食欲减退、消瘦、脸色差的表现就明显了。

这会儿您应该相信了吧，心情和胃口直接挂钩。在中医理论中，这可以解释为情志不畅，脾气郁结，从而胃气不降而食欲减退，精微无以荣而消瘦、脸色差。当然，这都是从量变到质变的过程。所以，可能不会说起风，就是雨。

笑容常挂在脸上，开心常留在心上，每天快快乐乐，疾病见了您都会绕道走。有人会说：现在的社会多么复杂，哪来那么多好心情？是啊，这句话又把我们拽回到了现实当中去。可是，看看社会上形形色色的人们，有没有一类活的潇洒、坦荡、痛快的，如果有，这类人不管怎么样，都是幸福的。这种幸福不是物质可以比较的。与其羡慕这样的人，为何不做一个这样的人。无论对面走过一个满面春风的少女还是气度非凡的男子，我们都会为之一振。是的，让我们为别人带去一缕春风吧！

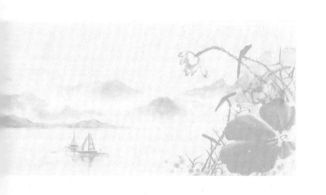

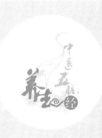

第七章

细节决定脾健康，生活中的养脾学问

一、健康养脾的起居细节

——脾胃也有"工作时刻表"

中医认为十二时辰中的辰时是胃经当令、巳时是脾经当令的时段，分别对应了上午7～9时及9～11时，此时气血正好流注二经，功能最旺盛。脾胃是主管消化的，此时脾胃腐熟水谷的功能最强，如果这时候能够合理地饮食，不仅能够很好地吸收食物中的营养成分，还能够使脾胃功能得到充分的锻炼。所以，每天的早饭一定要吃好，不能因为时间紧张就少吃甚至不吃。这就好比将机器开动了，但是没往里面添加需要其加工的东西，使机器空跑，长此以往，就会造成机器磨损，产生问题。

比较健康的饮食习惯是：早晨尽量多多吃，且要均衡摄入各种各样的营养元素，如碳水化合物、蛋白质、维生素、纤维素等。所以，相对应的，包括面包、蛋白、水果、蔬菜等要摄入全面，还要注意避免辛辣刺激食物。只有合理的饮食才能够健运脾胃，有益阳气的滋生，为一天的工作提供充足的营养物质，使一天精力旺盛。

早餐的质量会影响上午的工作质量和效率，如果早饭没吃好，可能就错过了上午营养物质吸收的最佳时机。另外，上午可以给自己加一餐，像水果、甜食之类，不仅不会变胖，还会增加营养。其实，大家可能会发现：早餐不管吃多少，上午都不会觉得胃胀，但是，晚上这一餐如果多吃一小点，就可能难受很长时间。

二、健康养脾的运动细节

——脾胃也需要"运动"

早晨锻炼身体的人很多，可是很多人都不知道进行户外锻炼的最佳时

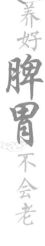

间为什么选在清晨呢？

刚刚讲过，早晨 7 ~ 11 点为脾胃二经当令的时段，而脾在体合肌肉，所以，也就是说在早晨 7 ~ 11 点这段时间，肌肉也是能量最充足的。所以说，一定要按照天公的美意，每天早晨锻炼身体。锻炼肌肉的同时也是在锻炼脾胃的功能，是一举两得的好事情！

中医认为久坐伤脾，如果脾胃虚弱，会慢慢感到吃饭不香、肌肉松弛、四肢无力。这也就是为什么坐办公室的白领，总是像"吃猫食"，而从事体力劳动的人则总是"食欲旺盛"的原因。

锻炼的时候也可以着重锻炼四肢的肌肉。如果每天能够坚持锻炼，运动的过程中，肌肉的能量得到了消耗，就会迫使脾胃输送更多的营养，不仅使得四肢强健，脾胃的消化功能也得到了充分发挥。尤其对于上了年纪的老年人，每天在清晨进行适量的锻炼，更是健康养生的重要方法。

对于白领，可能早晨没有时间到户外进行身体锻炼，但可以在办公室里进行啊，比如各种简单的健身操等。总之，早晨要让自己动起来，这样才会提高上午的工作效率。

今天，您的脾胃动起来了吗？

三、健康养脾的饮食细节

——细嚼慢咽，活过神仙

祖先提倡进食时细嚼慢咽，其实这是有很多科学道理的。

消化道的每一个器官都有自己的工作。口腔负责咀嚼并分泌唾液对食物进行最初步的消化；食道则是负责向下输送食物；胃是负责将食物腐熟并将食糜送到小肠；小肠则是负责吸收营养物质；大肠负责重新吸收水分并将垃圾排出体外。所以，我们不要人为地给它们增加工作。

如果食物没有经过充分咀嚼匆匆进入胃内，这明显就是给胃增加负担了。而在相同的时间内，以前做一样工作的胃现在要完成两样工作，肯定会累并且工作效率降低。这一低不要紧，我们的身体可就要有意见了；而且胃下面的脏器也不乐意啊。胃的工作成品和它们的工作是直接挂钩的，胃不能充分发挥职责，将还没完全充分腐熟的食物推入小肠，这样消化系统的负担就会加重，但对食物的利用率却降低了，这是非常不划算的事情。所以，整个消化道一环扣一环，没有一个环节是可以忽视的，也没有一道是可以随意被加工作的。

同时，细嚼慢咽还能够使大脑及时得到饱腹的信号，避免在暴饮暴食后既损伤了脾胃，又增加了体重。所以，想减肥的朋友，细嚼慢咽更是十分必要的。中医也认为，充分的咀嚼能够使口中产生丰富的津液，有助于消化，既可以充分吸收营养，又能够减轻脾胃的负担。所以，细嚼慢咽是我们每天都能够做的健康养脾小方法。

四、健康养脾的地域细节
——脾胃也有"南北"特色

我国地大物博，南北方气候差异很大。中医最擅长的就是辨证论治，即根据不同的情况而改变策略。所以，地理位置不同，健脾养胃的方法自然不同。这时候调理脾胃如果加入了具有"地方特色"的小方法，可能会取得事半功倍的效果！

我国北方天气寒冷，寒气容易侵入人体，就会出现胃部喜温喜按、得温痛减、喜饮热水等症状。这是典型的脾胃虚寒的症状，如果这时在饮食中多加入温暖脾胃的食物，如牛羊肉、板栗、桂圆、大枣等，可以助推阳气，从内温暖脾胃、滋养气血。所以，从这一角度来讲，东北人是很适合喝汤的。汤者，荡也，能起到很好的荡涤体内寒气的作用。一家人坐在一起，喝着热气腾腾的参鸡汤，必定是件美事。

而南方地区潮湿温热，湿热进入人体后困扰脾胃，使其消极怠工，出现胃部胀满憋闷、没有食欲、身体困乏等症状。这时的饮食适宜加入平性食物，如木耳、黄豆、鸡肉、苹果、石榴、山药等。它们能够增加胃肠动力，脾胃强健了，就会促进湿邪向体外排出，症状自然会不药而愈。薏苡仁有很好的祛湿健脾作用，常服对湿盛的人有很好的作用。中医认为，甜食容易助湿生热，会加重湿盛，所以，居住在我国南方的人不宜多食用甜食。

更重要的是，如果我们在日常生活饮食中多用心思、健康饮食的话，会使身体从内而外源源不断产生动力，健康活力每一天！

五、健康养脾的气候细节
——四时养脾法不同

中医认为夏天中的长夏（阴历6月/阳历7～8月）时期应脾，也就是说，此时的气候与人体脾的关系最大。

中医认为长夏属土，五脏中的脾也属土。长夏的气候特点偏湿，"湿"与人体的脾关系最大。长夏主运化，是人体脾胃消化、吸收营养的大好时期。所以，脾应于长夏，长夏是健康养脾的重要时期。但是很多人此时因为天气原因，常常吃冷饮、饮冰水，这就容易造成脾胃阳气被寒气所伤，无法运化水湿，出现肢体困重、头重身乏等表现。所以这个时候应少吃寒食，多吃一些健脾的食物，如白术、山药、白扁豆、薏苡仁等以健运脾气，也可以适当加入藿香、佩兰等芳香化湿的药物以健脾化湿。

春季应肝，为肝气正旺之时，肝气旺则会影响到脾，所以春季容易出现肝火盛、脾胃虚弱的病症。因而饮食宜清淡，忌油腻、生冷及刺激性食物，多吃些升发的食物，像麦芽、谷芽、山野菜等，以疏泄肝气、清泻肝火，间以健脾。

秋季应肺，适宜多吃酸以收敛肺气。但酸味克脾，易引起脾胃不调，故宜多食甘平类的食物，以增强脾的活动，使五脏协调。所以，秋季饮食的原则应以"甘平为主"，如花生、土豆、鲤鱼、牛肉、羊肉等。

冬季气候寒冷，应肾，饮食应以补养为主，所以此时脾胃的作用也变得极其重要。只有调理好脾胃功能，食物的精华才能得到很好地吸收，营养的食物才会发挥作用。且冬天调理好脾胃，第二年春天机体的抵抗力也会加强，从而减少患病概率。所以寒冬时节，饮食物中应注意添加养护脾胃的食物，如粳米、山药、大枣等。

六、好身材留住健康才是美
——快快丢掉减肥药

现代社会，不少女性以瘦为美，出于多种原因，很多人选择了服用减肥药的快捷方法。但是人们不知道，减肥药物主要的作用机理就是通过各种途径使人进食减少，或者迅速泻下体内的水分，比如说利尿剂、泻药类药物，而这些成分大多会严重影响身体的健康。它们都会严重地影响脾胃正常的生理功能。

从中医的角度看，减肥药属于苦寒类药物，易损伤脾胃阳气，使脾胃功能虚弱，进而吃得少甚至不能吃，以达到减轻体重的目的。但这就好像是将一座大楼地基一点点的挖空，长此以往，终有一天大楼会因为虚弱的根基而轰然倒塌。这样的例子屡见不鲜。中医认为胃气是人体正气的来源，没有胃气，人将没有继续存活的动力。人为的抑制食欲，就好像在成长期或年富力强的人遇到了饥荒，最终会奄奄一息。

还有就是，很多年轻女性节食减肥，由于很长时间没有饱餐，所以坚持了一段时间以后，若遇到了美食，很容易大吃特吃来满足自己一回，还安慰自己："没事，就吃一回。"这样对脾胃的损伤更大，已经适应了少食的脾胃，突然进大量食物后，会让脾胃手足无措。因为功能已经减退了一些，不

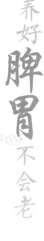

可以承受太大的负担。

所以，无论采取何种"不正当"的方式进行减肥，都是不科学的，甚至说是很危险的。健康的减肥方式应该是通过合理饮食搭配适量运动。脾胃功能强健才能将饮食中的精华物质充分的滋养身体；代谢正常后自然可以获得健康并充满活力的身体。

七、梗阻莫当胃病治，胡乱吃药害处多

梗阻常见的部位为胃幽门梗阻、肠梗阻等，常见的表现是阵发性腹部绞痛、呕吐、腹胀和肛门不排气、排便等，很像是胃病。百姓容易犯这样的错误：在症状出现伊始，都想试试自己的"医术"如何——先到药房买些药物来吃吃，不好再说。不分病因，单纯当成了胃病胡乱吃药，治不好倒算了，更可怕的是很可能会掩盖病情，延误诊治，严重时可能出现电解质紊乱、继发感染、休克甚至死亡等并发症。这个时候才想起来向医生求助，恐怕太晚了！

所以当任何不适症状出现时，应及时去医院就诊，请专业大夫诊断，并进行有效的对症治疗，为病症的解除留有富足的时间。解决了造成梗阻的原发病后，上述症状自然会治愈。不要一出现腹痛、呕吐等症状就认为是小胃病而胡乱吃药，那是对自身完全不负责任的表现。

八、春秋溃疡易复发，未病先防有诀窍

消化性溃疡是一种极其容易复发的疾病。中医认为，春季阳气开始生发，秋季气候干燥，影响脾胃阳气与阴津，所以复发尤其以春、秋季节明显。

所以每当这时候，如果能采取合理的措施，就可以减少溃疡的复发概率。

首先，要养成良好的饮食习惯。定时定量进食；不暴饮暴食；少饮酒；避免过冷、过酸、粗糙以及刺激性食物（如浓茶咖啡等）；戒烟；生活规律；适当锻炼，劳逸结合；避免精神过度紧张、情绪激动等不利因素。

其中，情绪因素是相当关键的。很多人形容"我这场病就是气头上来的"，意思就是说，很多时候都是生了场大气或者上了次大火，病就来了。其实，不无道理。

无论何种类型的情志过激，哪怕过分的高兴，对人体来说都是一种刺激。机体去迎合这种刺激都是有害的，更何况是不好的情绪呢？有的人容易一遇到不满意的事情，就暴跳如雷抑或是骂人。先不说这种行为是不是低素质的，首先它对身体是没有好处的。高声呼喊的时候，体内的各种压力都会增加，而对人体来讲，算是一次不小的考验。奉劝大家不要总是给自己的身体出难题，不划算！

再一个，高素质、有能力的人从不会高声叫喊。冲别人喊是最没能耐的表现，要尝试从别的层面去解决问题，而不是一味地叫喊。其实，健康是个既简单又有难度的问题。说它简单，是因为如果抱着一颗热爱生活的心，那么健康是非常令人轻松愉快的事情；而如果本身就觉得生活没有意思、乏味不堪，又何谈健康呢？所以，健康是渗透在生活的每个小小的角落里的，而不是心血来潮的东西。

九、慢性萎缩性胃炎重视中、重度肠化及不典型增生，定期检查是关键

拿着胃镜病理报告单，上面写的"中、重度肠化及不典型增生"。很多人就困惑了，究竟什么叫作"中、重度肠化及不典型增生"呢？

西医学认为，中、重度肠化及不典型增生是一种癌前病变。癌前病变是指较易转变成癌组织的病理组织学变化。一听到这里，很多人该害怕了。但这样讲并不意味着所有的癌前病变都一定会演变成肿瘤，只是有这个倾向。归根结底，肿瘤的发生还是与先天遗传关联最大。所以，有肿瘤家族史的人要特别留意。对于此类人群，应当将定期复查作为预防疾病发生发展的重要手段。如果疾病呈进行性发展，可考虑寻求外科治疗。

这类人群的心态很重要，如果太在意，总合计自己是不是癌变了，连睡觉都不踏实，可能不是癌症夺去您的生命，而是这要命的情绪。很多"心大"的人反倒是"该咋地咋地"，活得更逍遥。所以，肿瘤本身并不可怕，患者本身的情绪更为重要。

十、慢性腹泻久治不愈防癌变

引起慢性腹泻的原因有很多，比如肠蠕动紊乱引起的功能性腹泻、肠易激综合征及非感染性炎症引起溃疡性结肠炎等。但无论哪一种，如果久治不愈就需要我们提高警惕了。

癌变的早期症状仅表现为腹泻以及偶见的血便，甚至很多都是做便常规的时候，才发现便潜血阳性。常常容易误诊，而出现典型症状时已经晚了。

所以，如果经常腹泻，要待排除所有器质性病变后，应用中医理论辨证论治。出现慢性腹泻的时候应该予以重视，查明原发病并积极治疗，预防癌变的发生。

十一、午睡睡出好胃肠

现代工作压力大，在午休时间建议可以适当小睡一下，这样便于精力恢复，对下午更好的工作是极为有利的。

这是因为进食后身体调动大部分的血液于胃肠道以提供动力，帮助消化，此时如果能休息一下，可以减少其他系统对于血液的分流，有助于消化道更好地工作。

午睡也是有讲究的，方法得当的午睡可以帮我们睡出一副好胃肠！

首先，不要饭后即睡。刚吃过饭，胃内充满了食物，消化功能处于运动状态，如果这时马上睡觉会给胃肠道错误的信号，减慢蠕动，不利于食物的吸收，长期这样会引起胃肠道功能紊乱。因此，应当平静休息一阵后再睡。

其次，要注意睡的姿势。因为如果趴坐在桌子上的话会挤压胃肠，造成局部血流不畅，消化不良。有条件的话最好能平卧于床，但如果只能在桌前小憩的话可以放松裤带，减少对胃肠的挤压，更有助于消化。再有就是午睡时间的长短，建议时间控制在半个小时左右，如果超过 1 个小时，醒来的时候容易脑袋不清醒，反倒会降低下午的工作效率。所以，可以定个闹铃，到点后就刷个牙、洗个脸，以饱满的热情投入到下午的工作当中去。

十二、不要等到饿了再吃饭

现在的上班族一忙起来很多都是吃饭不定时，然后被迫吃饭的原因常常是咕噜咕噜叫的肚子提醒的。不过也是，饿了的时候吃饭会更有食欲。很多人认为，饿了再吃饭和渴了再喝水都是一个道理，饿了和渴了都是体内给大脑的信号，证明体内需要进食和进水。但是您有没有想过呢？饿了和渴了的时候体内已经处于缺乏的状态了，是否已经有些晚了呢！等到机体已经处于缺乏的状态再予以补充，对机体是有一定的伤害的。

从呱呱坠地的那一天起，我们就养成一天定点三餐的生物钟。机体已经适应了这种习惯，就不要随便改动它，因为机体会"迷茫"。所以，不管

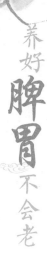

饿不饿都要按时进食。

十三、不要两顿并一顿

现在很多人是夜间工作者，早晨起床很晚，错过了早餐的时间，直接到了午餐的时间，所以，很自然的早餐和午餐就并作一餐了。但不言自明，这对身体肯定是没有好处的。

我们的身体已经养成了生物钟，早晨会分泌各种消化液来迎接营养丰富的早餐。如果我们不能守约，那么身体内分泌的各种消化液很可能会"打道回府"，时间久了，对身体是没有好处的。所以，按时进食是最明智的选择。

十四、他脏之病，易扰脾气

首先，澄清一下——这里的脾气不是指情绪的好坏，而是指脾胃的功能情况。

人吃五谷杂粮，免不了会生病，但是无论哪个脏腑出了问题，首先给身体的信号就是脾胃，比如可能会出现没有食欲、不爱吃饭、觉得身体没劲、干什么都没有体力。这正是脾胃功能受到影响，不能将饮食物中的精华充分吸收来滋养身体的表现。

所以，一旦您发现自己最近的胃口不是太好，那一定是发生了什么事情，让您的脾胃无法专心致志地工作了。这样看来，脾胃还是比较脆弱的，容易受各种因素的影响。

身体出现问题，无论是什么疾病，在早期发生的时候如果能够注意保护脾胃，使其功能强健，那么它们就能充分发挥本职作用，为身体提供源源不断的动力来对抗病邪，疾病的治疗也可以相对容易些。这可能就是老人们口中最直白的描述——"得病的时候如果能吃饭就是好事"所蕴含的中医理论吧！

十五、不是只有"大补"才能治病
——辨清虚实才能对症下药

当今社会，在多方的利益推动下，各种传播媒介都不停地宣传养生和进补——补血、补气、补肾、补心、补五脏，使很多人认为只要生病了就意味着身体虚弱需要进补，深深地误解了疾病和养生的真正含义。

其实中医古籍也有"正气存内，邪不可干"的描述，说的是只要人体正气充足，就不容易生病。但是很多人并不知道一部分疾病的性质其实就是"实性病变"。

比如说，同样是出现恶心呕吐，如果是由于脾胃功能不好，进食后胃肠负担较重的话，可能出现上述症状，这时候需要健脾益气。但是如果因为消化道梗阻而导致的呕吐就属于"实证"，需要首先解决造成梗阻的根本原因，病因解除了症状自然可以消失；如果这时候滥用补药只会延误病机，加重病情。所以当身体出现异样时，不要滥用药，首先应该分析到底是由什么原因引起的，只有找准病因才能收获疗效。

十六、冬季健脾养胃用膏方

俗话说"冬令一进补，来春可打虎"。冬季，是膏方调理脾胃的最佳时节。

首先，让我们来了解一下膏方。膏方的应用应该是从宋代开始的，明清时期流行开来。新中国成立前，由于经济条件不好，吃膏方的人很少。现

养生堂

第七章　细节决定脾健康，生活中的养脾学问

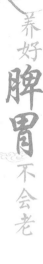

在生活水平广泛提高，膏方逐渐取代了保健品，是地道的中医养生之术。膏方又叫膏剂，以其剂型为名，属于中医八种剂型之一。膏方一般由20味左右的中药组成，是根据人的不同体质、不同临床表现而确立处方，经浓煎后掺入某些辅料而制成的一种浓稠半流质或冻状剂型。膏方具有很好的滋补作用。根据中医理论，冬季是一年四季中进补的最好季节，而冬令进补，更以膏方为佳。

由于脾胃是"后天之本"，气血生化之源，一切虚弱多半从脾胃开始。因此，脾胃的调理非常重要，调补应从脾胃入手，否则会欲速则不达。脾胃健旺才能消化吸收，达到调补的目的。

不仅如此，大多数脾胃病的特点是长期、易反复、易受气候影响，需长期服药调理。寒冷是诱发脾胃疾病的重要因素之一，平素脾胃功能差或者有慢性胃肠疾病的人群，在寒冷的冬季更应该注意健脾补胃、养护五脏、补益气血。同时，冬季主蛰藏，阳气蛰伏在内，膏方更易被人体吸收利用，又可最大限度地避免补药滋腻损伤脾胃。在慢性脾胃疾病中，适合服用膏方的主要有慢性胃炎、功能性消化不良、慢性腹泻、慢性功能性便秘等。

那么服用膏方有哪些注意事项呢？什么人不能服用膏方呢？

慢性胃肠疾病患者服用膏方，若属于单纯的脾胃虚弱，只需补益脾胃即可。但根据临床实际情况，脾胃虚弱者多消化不良，容易导致饮食积滞，或脾虚生湿，或气机不畅，或湿郁化热，或气滞血瘀，表现为虚实夹杂的证候。所以膏方的用药应该建立在健脾和胃的基础上，按照不同的胃肠疾病，不同的患者，仔细辨证，适当给予祛邪，或清热泻火，或消食导滞，或理气化湿，或活血化瘀。但无论哪种情况，都需要在医师辨证的前提下方可使用。

膏方是针对每个人的具体情况来调配的，一人一方，不可让他人服用，亦不可不遵医嘱，随意服用他人膏方。在服用膏方期间应清淡饮食，尽量不吃萝卜、咖啡、茶、酒等泄气且刺激的食物。需要注意的是，服用膏方和汤药不同，必须每日少量，数月坚持才有效果。如遇伤风感冒、伤食腹泻或其他慢性疾病急性发作等情况，应暂停服用，待上述急性发作的病治愈后再恢复服用。

十七、暴饮暴食，伤胃又伤身

胃在中医属腑，《黄帝内经》中云："六腑者，传化物而不藏，故实而不能满也。"随着经济的发展，人们每逢佳节聚餐的机会增多，因此暴饮暴食成了当下流行的"节日综合征"。

暴饮暴食是一种不良的饮食习惯，严重危害我们的身体健康。暴饮暴食后常常会出现胃肠不适、胸闷气急、腹泻及便秘等，严重的会导致急性胃肠炎甚至胃出血或心绞痛；而大量饮酒、大鱼大肉吃得过多会引起肝功能损伤，诱发胆囊炎、急性胰腺炎及肝炎患者病情加重等。老年人腹泻后常因大量体液丢失，循环血量减少，血液浓缩黏稠，流动缓慢而引发脑梗死的形成。暴饮暴食还会引起血糖的迅速升高，这对于糖尿病患者无疑是对身体的一次考验。吃得过饱会引起大脑反应迟钝，这是因为人们在吃饱后血液都跑到胃肠系统"工作"了，容易使人感到疲劳、昏昏欲睡。肥胖往往是暴饮暴食最直接、最明显的危害。现代人常吃高脂高蛋白食物，很难消化，而多余的"营养物质"堆积在体内会导致肥胖。长期肥胖会引起心血管疾病、动脉硬化、高血压、糖尿病、脂肪肝及胆囊炎等，严重危害人们的生命健康。此外，过量饮食还会导致泌尿系统疾病，因为过多的非蛋白氮要从肾脏排出，势必会加重肾脏负担。研究表明，约有 30% ~ 40% 的老年痴呆患者在青壮年时期都有长期饱食的习惯。长期饱食易使骨骼过分脱钙，导致骨质疏松。吃得太饱还会造成抑制细胞癌化因子的活动能力降低，增加癌症发病率。由此可见，暴饮暴食伤害的不仅是胃啊！

第七章　细节决定脾健康，生活中的养脾学问

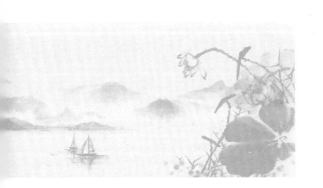

第八章

关爱脾胃，脾胃同治

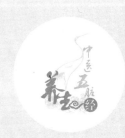

一、爱护你的身体从爱护脾胃入手

其实，人生下来以后维持动力的唯一来源就是进食。说这个，恐怕您要笑了，谁不知道这个道理啊？但是，关键的问题在后面。如果人平均年龄算作 70 岁的话，也就是说我们的脾胃要为我们工作 70 年，这其中包括每年 365 天，每天 3 顿饭（这里面还不包括零食）。所以，算算看我们的脾胃要为我们工作多少顿饭？

其实，什么东西都怕细算，细算起来是很可怕的。我想世界上任何一台最最先进的机器也不会保持工作几十年而不出现问题。所以，脾胃真的是够辛苦的了。不要再抱怨我们工作多累了，最累的是我们自己的脾胃。但就是这最累的脾胃，却从来没有怨言，但我们却不能剥夺人家表达自己感受的权力。

当您出现胃痛、恶心、呕吐、烧心、泛酸的症状时，这就是脾胃向我们诉苦的具体方式了。这就是提示您脾胃出现问题了，需要您自己检讨一下自己了，是不是没有按时吃饭，或者吃太多辛辣的食物，或者情绪不好影响食欲了。

吃进身体的食物要靠脾胃的消化来吸收营养物质，然后将全部精华输送到整个身体。《黄帝内经》中就称其为"仓廪之官"。这句话是什么意思呢？就是指脾胃是气血原料的制造者，为全身气血提供了保障供应，是提供脏腑器官和全身营养的"仓廪"，是我们生存的基础。所以我们追求的各种养生秘方其实就是养护脾胃，而养护脾胃最简便也最有效的方法就是合理饮食。只有饮食合理，机体各种生理功能得到充分发挥，身体才能像一部动力强劲的机器，有效而充满力量地运转下去。

第八章 关爱脾胃，脾胃同治

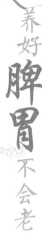

二、脾胃同治，健康手牵手

脾与胃的关系密切，第二章有详细的介绍。首先，位置上两者同居中焦，也就是邻居；两者以系膜相连，可以总结为他们的"水电煤气"等管道是并联的；两者构成表里配合的关系，也就是工作上二者是搭档。从上述自然条件可以看出脾胃二者有着"一荣俱荣，一损俱损"的"利益"关系。再来看看功能方面："脾"主运化，虽然食物在胃和小肠中消化和吸收，但都必须依赖"脾"予以运转，才能到达各脏器，所以"脾"是提供营养物质的"推动器"。"脾为里，主运化；胃为表，主受纳。"脾胃互为表里，胃病常见脾胃同病，法宜脾胃同治。"胃为阳土，得阴自安，宜用甘平或甘柔濡润，以养胃阴"；"腑以通为补，胃气以下行为顺"；"脾为阴土，喜燥恶湿，宜升宜运"；"脾胃为后天之本，气血生化之源"。胃病反复发作，缠绵难愈，纳运功能减弱，气血化生之源不足，会出现脾胃气虚的结果。脾虚的胃病患者常常会有反复的上腹部不适、饱胀、隐痛、烧灼感，多数进食后症状较为严重；其次就是出现食欲下降、嗳气、泛酸、恶心等症状。在治疗胃病的时候，中医讲究的是"脾胃同治"。脾胃在饮食物的受纳、消化及水谷精微的吸收、转输等生理过程中起主要作用。由此可见，二者在功能上互相依靠、相互承接。因此，脾胃的生理关系用中医理论可以概括为纳运相助、升降相因、燥湿相济。

1. 纳运相助——消化食物，协同作战

胃主受纳，能够接受容纳饮食水谷，并能将其腐熟而变为食糜，为脾的运化做好准备。脾主运化，能够帮助胃及小肠消化水谷、吸收精微，"为胃行其津液"，将精微布散全身，为胃的受纳腐熟提供营养。正如《素

问·太阴阳明论》所说："四肢皆禀气于胃，而不得至经，必因于脾，乃得禀也。"《医学正传》曰："夫胃为仓廪之官，无物不受，全赖脾转运而运化焉。"脾胃相关，纳运相合，共同完成饮食物的受纳、消化及水谷精微的吸收、输布，故曰：脾胃为"后天之本"，"气血生化之源"。胃在中医理论中又叫"太仓"，可以理解为人体的大粮仓，是机体能量的来源。而脾主运化，脾就好比是物流中心，将大粮仓胃内水谷精微输送至身体各部。因此，二者在消化食物方面是协同作战的。病理上，胃失受纳与脾失运化常常互相影响，导致饮食物消化异常。若过食伤胃，则能化难纳，易饥而纳呆；若劳倦伤脾，则能纳难化，多食而难消；脾胃俱虚，则纳运皆弱，少食而不饥。一般临床上，消化力弱、食后腹胀、大便溏泄者，主病在脾；而少食纳呆、嘈杂易饥、饥而不欲食者，主病在胃。胃纳与脾运密切相关，故病理上脾胃病变相互影响，胃纳与脾运常常同时为病。脾胃亏虚，气血生化乏源，常变生其他病证。"诸脏腑百骸受气于脾胃，而后能强，若脾胃一亏，则众体皆无以受气，日见羸弱矣"（《医方考·脾胃证治》）。因此，临床治疗中，常常是纳运兼顾，脾胃并治。

举个例子，现在许多小孩子都挑食，不愿意吃饭，身体长得也较同龄的小朋友偏瘦小。有些家长就以为孩子是太任性，所以武断地采取"饿他几顿就好了"这样错误的方法。其实挑食确实是毛病，但不是思想问题，而是脾胃问题；是大鱼大肉将孩子的脾胃"腻住了"，而不是丰富的物质提供将孩子的思想宠溺了。因此，采取"饿他几顿"的方式貌似可以缓解现象，但是不可以根本地解决问题。孩子的脾胃功能还未发育健全，消化功能比较薄弱，稍有饮食不慎就会受到影响，因此小儿的脾胃经常难以负担大鱼大肉这类的肥甘厚味，常出现脾胃失于健运，一方面孩子没有食欲，另一方面营养吸收较差。

这个时候家长可以选用一些能健脾和胃的食物，如鸡肫、山楂、萝卜子（中药叫莱菔子）等。此外，成年人、老年人出现此类问题时可以选用四

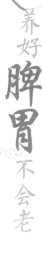

君子汤、二陈汤等方剂进行调理，也可以选择按摩足三里、中脘、合谷等穴位进行治疗。但是不建议儿童应用针灸等刺激穴位的方法，因为在身体还未发育健全的时候刺激穴位会使其敏感性降低。推荐进行小儿推拿治疗。

2. 升降相因——调理气机，贵在平衡

脾胃居中，脾气主升，胃气主降，相反而相成。脾主升清，即脾能将饮食物中的精微上输心肺，通过心肺的作用布散全身；胃主降浊，能将经过初步消化的食物下传于肠道，并促进糟粕在肠道中的传导，最终形成粪便排出体外。脾气升则肾气、肝气皆升，胃气降则心气、肺气皆降，故脾胃为脏腑气机升降的枢纽。脾胃好比人体气机这条公路上的两台头车，来往各车辆靠右侧通行才可以保证这条道路的顺畅。脾胃健旺，升降协调，"中脘之气旺，则水谷之清气上归于肺，而灌溉百脉；水谷之浊气下达大小肠，从便溺而消"。脾胃相合，升降相因，清气上升，浊气下降，"脾宜升则健，胃宜降则和"，二者共为气机升降之枢纽。在饮食物的消化吸收方面，脾气上升，将运化吸收的水谷精微和津液向上输布，自然有助于胃气之通降；胃气通降，将受纳之水谷、初步消化之食糜及食物残渣通降下行，也有助脾气之升运。因此，在人体气机这条公路上，脾胃遵守交通规则是为自己也为他人。脾胃气机的正常运行同时维护了内脏位置的相对恒定。

在病理上，脾升与胃降常常相互影响。脾不升清，不仅可见眩晕心悸、形瘦肢倦等脾虚气弱之证，而且会影响胃的降浊功能，出现脘闷、纳呆、打嗝、嗳气、呕吐等胃气不降之证。若胃失和降，则不仅可见胃脘胀痛、恶心呕吐等症；亦可导致脾的升清功能异常，出现腹胀便溏、形瘦乏力等症。因此，对于脾不升清或胃失和降的病证，应当治以温阳健脾或滋阴和胃之法，使脾胃之气复归于升降协调。

以打嗝为例：打嗝大家都经历过，这是胃气上逆的表现不难理解。有时候我们饱食后就会"打饱嗝"，这就是吃得太多超过胃受纳能力时胃的一

种抗议；有时候饱食之后胃部胀得难受，打个饱嗝就会觉得舒服，这是胃在努力腐熟时发现难以下降就冲上的表现；还有种情况就是打嗝，连连不止，不能自已，这种情况比较尴尬，怎么办呢？西医解释为膈肌痉挛，转移注意力、喝水可以缓解。但有时候此类方法却解决不了问题，很多人就来求助中医。中医针对这种情况，会查清病因，妙用和胃降逆的处方，如半夏厚朴汤、丁香柿蒂汤等。此外，如果是突然的打嗝，连连不止，点按刺激中脘、攒竹等穴，可以收到立竿见影的效果。

再举个脾气不升的例子：中医认为胃下垂、子宫脱垂、脱肛等脏腑下垂的病症与脾气不升关系密切。中医有个著名的方剂叫"补中益气汤"就是专门治疗此类中气下陷证的。

3. 燥湿相济——脾阴胃阳，性格互补

脾与胃相对而言，脾为阴脏，以阳气温煦推动用事，脾阳健则能运化升清，故性喜燥恶湿；胃为阳腑，以阴气凉润通降用事，胃阴足则能受纳腐熟，故性喜润而恶燥。脾燥与胃润，燥湿相济。脾与胃好比是性格迥异的一对工作搭档，脾性格内向，循规蹈矩，较稳重，但容易悲观；胃性格外向，思维活跃，较乐观，但有时草率。脾易湿也就是容易悲观，得胃阳乐观的情绪开导他；胃易燥也就是做事较为轻率，得脾阴稳重来帮助他。两者性格互补，工作互助，相得益彰，共同维持饮食的消化吸收，并促进其升轻浊降，进而维持人体的生命活动。故此，尤怡在《金匮翼》中说："土具冲和之德，而为生物之本。冲和者，不燥不湿，不冷不热，乃能化生万物，是以湿土亦燥，燥土宜润，使归于平也。"平，即指脾胃之气，燥湿相当，冲和协调。

在病理上，脾胃病变亦常相互影响。当脾胃燥湿不济，劳倦伤脾，多伤及脾阳，不仅可见阳虚湿阻之证，亦可导致胃失受纳而见脘胀痞满之证。饮食伤胃，不仅伤及胃阴出现嘈杂不饥，而且会耗及脾阴导致津液亏虚、大便秘结。即如《血证论·脏腑病机论》所说："脾称湿土，土湿则滋生万物，

第八章 关爱脾胃，脾胃同治

167

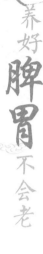

脾润则长养脏腑，胃土以燥万物，脾土以湿化气。脾气不布，则胃燥不能食，食少而不能化，譬如釜中无水不能熟万物也。"

比如爱吃辣的朋友一定有过这样的感受：如果辣的吃多了就会腹痛、便秘，有时候吃得特别辣就会出现腹痛、腹泻。因为辛辣的食物多燥热，容易耗伤脾胃阴液，胃阴不足，脾阴无以相济，就会出现胃脘嘈杂、便秘。如果特别辣，会使胃阴耗损，阴损及阳，胃阳亦不足，不能温煦脾阳，则脾运化失职出现腹痛、腹泻。此时可以喝点蜂蜜水补中、润燥、止痛，也可以喝点麦冬、石斛水滋养胃阴。

再有夏季尤其是长夏入伏的时候，大家都会觉得有点不想吃饭，也不太饿，这就是长夏时节暑湿当令，湿气易困脾，脾失健运，则会影响胃的受纳功能，出现食谷不香、不思饮食的表现。这个时候可以用一些燥湿健脾的药食，如在熬汤时加些豆蔻、厚朴以化湿，还可以喝点陈皮水以除痰湿、行气健脾。

三、有张"挑剔"的嘴才有好脾胃

提到"挑剔"的嘴，很多人会很认真地说我每天只吃好东西啊，什么鸡、鸭、鱼、肉，什么海参、鲍鱼，但到头来，也没发现脾胃功能好到哪里去！

那让我们首先来看看智慧的祖先们留下来的饮食法则吧："五谷为养，五果为助，五菜为充，五畜为益。"这是什么意思呢？就是说五谷是养命之根本，被放在了首要的地位，其他的蔬、果都是辅助和补充，而五畜被放到了最后的位置。其实更是说明它所能给我们身体提供的营养应该是在一定范围内摄取的，如果吃得过多容易给身体造成负担，时间久了脾胃功能会越来越差。很多女孩子为了减肥，不吃主食，这样来看是与祖先的养生法则相违背的，祖先是把五谷是放在第一位的。所以，可以少吃，但不可不吃。

那么该如何"挑剔"的吃呢？

首先，好好吃主食，要学会多吃五谷杂粮，比如大米、小米、黑米、燕麦单独或搭配着吃，配上些豆类、莲子、花生等坚果，可以熬粥，也可以打成粉末冲服。多吃新鲜蔬菜，食用当季新鲜水果，尽量少吃非当季水果、蔬菜，因为它们没有遵循自然界的生长规律，也不符合人体的需求。人体也是分四季的，到什么季节吃什么东西才是正道。再配以一定量的肉类，使每天摄入种类丰富、搭配合理的食物，既可以保证身体的需要，又能够使脾胃得到合理的锻炼，源源不断地为身体提供物质支持。

四、脾胃阴阳平衡
——养脾助阳、益胃养阴

中医学认为，万物皆分阴阳，脾胃也不例外，其中脾属阴，而胃属阳。正因为这样的属性，所以，脾容易阳气不足，而胃容易阴液不足。

那么什么样的表现是脾阳不足、胃阴不足呢？很多人平时感觉胃脘隐痛、食欲不太好、烧心、口干咽燥、舌头红而苔少等，那很可能是出现了胃阴不足的表现。这时候可以运用食补的方式先进行调养，适当进食些滋养胃阴的食物，如山药、小米、南瓜等；要是出现了腹部怕冷、经常腹泻、不想吃饭、身体无力、舌淡苔白的表现，提示我们可能出现了脾阳受损的情况，这时候应当吃些温暖脾阳的食物，如羊肉、栗子、土豆等。

大部分食物的性能是比较平和的，没有太明显的偏性，所以吃起来没有后顾之忧。如果用食物调养一段时间，效果不是很明显，可以利用药物的偏性来进行调整。这个时候可以向中医大夫求救。

脾胃是冷暖自知的，所以，更需要我们去爱护、呵护、保护，不论年轻、年老、男性、女性。

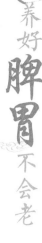

五、药补不如食补

——请谨慎服药

面对着天天播放的各种补药广告，很多人都有一种错误观念：有了病那就是身体虚，应该多吃点补药，越补越好，这样疾病才能好得快。而这恰恰是一种极其错误的观点。

中医讲阴阳五行，疾病的发生就是因为五脏的阴阳平衡被打破了。不仅仅是"不足"，还有很多"过盛"。所谓的"虚"只是其中很小的一部分，更多的是"失调"，所以不要错误地"随波逐流"。

那么什么叫"药"呢？药是具有或阴或阳的偏性的。只有这样才能够纠正五脏的阴阳失衡。所有的药物都有其偏性，如果不分病性胡乱用药，寒病用寒药，热病用热药，只能越用病情越重。

其实"补法"是中医很多种治疗方法中的一种，归根结底是用于强健自身元气。身体元气充足就能够对抗病邪，最终使人的身体达到一个阴阳平衡的状态。所以凡是对身体有补益作用的方法都可称之为"补法"，不一定非要是天天吃海参、燕窝、人参才是养生。

因此，如果身体出现了不适症状，首先要做的不是随便吃补药，而是到医生那里去了解情况。真正地了解了自己的身体状况后，再施以正确的治疗方法，才能少走冤枉路。其实，走冤枉路倒不可怕，如果走了相反的方向，使病越吃越严重就可怕了。

六、抗衰防老养脾胃

很多女性爱美，早早就注重针对衰老的相关美容保养措施。很多十几、二十几岁的女孩早早地就开始用起了眼霜、精华霜等。这些护肤品可是价格不菲，少则几百元、多则几千元。可是细想想，再好的化妆品针对的只是外在肌肤，衰老的根本原因却常常被人忽视了。

中医认为脾主肌肉，脾胃功能的好坏直接影响到体内的精微是否可以上乘于面，反映在身体上就是肌肤的荣泽和肌肉的强健与否。这种内在的"精华霜"是任何昂贵的护肤品所无法代替的。而实际上，这么珍贵的"精华霜"没有那么昂贵，但效果却更加直接。如果要想得到这种"精华霜"，那就好好保养我们的脾胃吧！

所以爱美的人士在通过外在辅助产品美容的同时，可以注意养护脾胃。可是现在很多年轻人工作繁忙，压力大，常常不按时吃饭，熬夜加班或玩乐，或者节食减肥，这些都是极易耗伤脾胃的不良习惯。最常见的表现就是第二天早上脸色暗沉，精神疲惫，整个人都死气沉沉的。时间久了，就会加剧脾胃气血的衰败，那可是动摇了身体的根本。就像是打仗时根据地被人捣毁了，这时候外面的残兵败将无论怎样努力都改变不了溃败的事实。元气受伤之后就很难在恢复到鼎盛时期，反映在身体上就会感觉这个人衰老得特别快。反过来，如果能够早早开始注意养护脾胃，脾胃功能强健，就能源源不断为身体提供养分，滋养肢体肌肤，使其能够长期保持活力，自然可以延缓衰老，常保旺盛精力，活力十足！

七、久病劳损补脾胃

不知道大家有没有发现：任何疾病都会出现食欲不佳的表现，而且，时间越久，表现越明显。这是因为疾病日久，脾胃功能受损所导致的。各个系统的疾病最终都会影响脾胃的消化功能。

所以在治疗原发病的同时，应同时从各方面补养脾胃。也就是说，患者要更注重脾胃的保养。

要养成良好的生活习惯：生活环境寒热适宜；进食可以少吃多餐；从自身脾胃可以接受的食物入手，逐渐丰富食物种类及搭配；不吃刺激性强的食物；不饮酒；少饮浓茶、咖啡；忌暴饮暴食；每天进行适当的体育锻炼；没事的时候可以用搓热的双手绕脐顺时针按摩腹部，促进胃肠蠕动。这样做不仅可以强健自己的脾胃，更关键的是可以间接地对其他系统的疾病起到鼓舞正气、促进康复的作用。

这也是中医为什么强调"脾胃之气"重要性的原因。脾胃功能正常，元气自然可以恢复，抗病能力增强了，病痛自然也会好得比较快。总之，脾胃乃身体的源头，只有脾胃康健，才有资本谈健康。